# 神经外科护理与风险管理

主 编 吴胜梅 熊丽娇 张桂萍 肖 姗 吴先迪

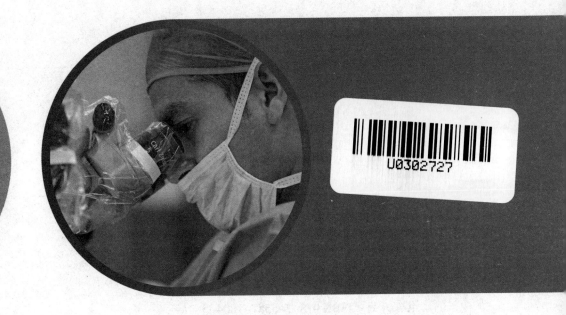

SHENJINGWAIKE
HULI YU FENGXIAN GUANLI

云南出版集团公司
云南科技出版社
·昆 明·

## 图书在版编目（ＣＩＰ）数据

神经外科护理与风险管理 / 吴胜梅等主编. -- 昆明:
云南科技出版社, 2018.11
ISBN 978-7-5587-1804-5

Ⅰ.①神… Ⅱ.①吴… Ⅲ.①神经外科学－护理学
Ⅳ.①R473.6

中国版本图书馆CIP数据核字(2018)第259051号

神经外科护理与风险管理
吴胜梅　等　主编

责任编辑：吴　涯
封面设计：品雅传媒
责任校对：张舒园
责任印制：翟　苑

书　　号：ISBN 978-7-5587-1804-5
印　　刷：济南大地图文快印有限公司
开　　本：787毫米×1092毫米　　1/16
印　　张：10
字　　数：250千字
版　　次：2018年11月第1版　　2018年11月第1次印刷
定　　价：88.00元

出版发行：云南出版集团公司　　云南科技出版社
地　　址：昆明市环城西路609号
网　　址：http://www.ynkjph.com/
电　　话：0871-64190889

# 前 言

神经系统结构及功能复杂，受损后引起的临床表现有其特殊性，一种疾病的诊断、治疗往往涉及多个学科。随着神经外科学的迅速发展，许多神经系统疾病在诊疗上的一些难点和盲点已逐步攻克和改善，相对应的各种神经系统疾病的护理手段也更加科学、准确、规范化。

本书重点阐述了神经外科患者的相关护理及风险管理内容，包括神经危重症患者的病情观察、神经危重症患者的气道管理、神经危重症患者的皮肤管理、神经危重症患者的体温管理、神经危重症患者血栓的预防与护理、以及神经外科疾病的临床护理等内容，紧扣临床，简明实用，内容丰富，资料新颖，可供神经外科及相关科室的护理同仁参考阅读。

鉴于医学的飞速发展，随着时间的推移，本书一定存在知识滞后、需要更新的地方，望广大读者取其精华、弃其糟粕；由于编者时间和篇幅有限，书中不足之处在所难免，望广大读者提出宝贵意见和建议。

编 者
2018 年 7 月

# 目 录

# 第一章

## 神经急危重症患者的病情观察

### 第一节 概述

#### 一、意识障碍的定义

意识障碍系指人们对自身和环境的感知发生障碍，或人们赖以感知环境的精神活动发生障碍的一种状态，是多种原因引起的一种严重的脑功能紊乱。

#### 二、意识障碍的分类

分为觉醒性意识障碍、意识内容障碍及特殊类型意识障碍三大类。

##### （一）觉醒性意识障碍

1. 嗜睡（drowsiness） 程度最浅的一种意识障碍，表现为病理性过多的睡眠状态，能被各种刺激唤醒，醒后意识活动接近正常，能基本正确回答问题，尚能配合检查，对周围环境的鉴别能力较差，反应迟钝，刺激一旦停止又进入睡眠状态。

2. 昏睡（sopor） 比嗜睡更深的意识障碍，不易唤醒，在较强刺激下才能睁眼、呻吟、躲避，只能做简单、含糊、不完整的应答，各种反射活动存在，当刺激停止后即处于昏睡状态。

3. 浅昏迷（mild coma） 意识丧失，对疼痛刺激有躲避动作和痛苦表情，可有无意识的自发动作，各种生理反射（吞咽、咳嗽、角膜反射、瞳孔对光反应等）存在，体温、脉搏、呼吸、血压等生命体征多无明显改变，可伴谵妄和（或）躁动。

4. 中度昏迷（medium coma） 介于浅昏迷和深昏迷之间，对强烈刺激可有逃避的防御反应，眼球运动消失，大小便潴留或尿失禁。血压、脉搏、呼吸等生命体征已有变化，角膜反射减弱，瞳孔对光反射迟钝，甚至可伴有四肢强直性动作。

5. 深昏迷（deep coma） 对各种刺激皆无反应，随意活动消失，各种生理反射消失，生命体征明显改变（呼吸不规则、血压下降），大小便失禁，全身肌肉松弛，去皮质强直等。

6. 脑死亡（brain death） 又称极度昏迷或不可逆昏迷，患者处于濒死状态，无自主呼吸，各种反射消失，脑电图呈病理性电静息，脑功能丧失持续在 24 小时以上，排除了药物因素的影响。

（二）意识内容障碍

1. 意识模糊　表现为注意力、记忆力减退，情感反应淡漠，定向力障碍，活动减少，语言缺乏连贯性，对刺激的反应不能清晰感知。

2. 谵妄状态　对周围环境的认识及反应能力均有下降，表现为定向不能、注意力下降、不能仔细思考问题等，伴有言语增多、错觉和幻觉及觉醒－睡眠周期紊乱，精神紧张、恐惧或兴奋不安，甚至出现冲动或攻击行为。事后可部分回忆而有如梦境，或完全不能回忆。

3. 漫游自动症　与环境不相符的或无意义的动作，一般不伴有错觉或幻觉，为发作性，其后不能回忆。

（三）特殊类型意识障碍

1. 去皮质综合征（decorticate syndrome）　大脑皮质受到严重的广泛损害、功能丧失，而大脑皮质下及脑干功能仍然保存的一种特殊状态。表现为语言、运动、意识丧失，能无意识地睁眼和闭眼，有觉醒－睡眠周期。各种生理反射如瞳孔对光反射、角膜反射、吞咽反射、咳嗽反射存在，大小便不能自控，四肢肌张力增高，病理反射阳性，有吸吮、强握、强直性颈反射。

2. 持续性植物状态（persistent vegetative state，PVS）　自律神经功能正常，而有意识的运动、感觉和精神活动丧失，只是躯体生存而无智能和社会生活表达，持续一个月以上。

3. 无动性缄默症（akinetic mutism）　脑干上部或丘脑的网状激活系统受损，而大脑半球及传出通路无损所致。表现为缄默、无自发语言、四肢运动不能、对痛刺激有反应、眼球能注视周围，有觉醒－睡眠周期，大小便失禁，肌肉松弛，无锥体束征。

4. 闭锁综合征（locked－in syndrome）　脑桥基底部病变所致。表现为意识清醒，但不能言语、身体不能活动，四肢和脑桥以下颅神经均瘫痪，仅能以眼球上下运动示意与周围环境建立联系。

### 三、瞳孔的观察方法及意义

在自然光线下，正常瞳孔直径为 2～5mm，两侧等大等圆，对光反应灵敏。观察时应在室内一般光线下进行，注意两侧瞳孔的大小、形状、位置、对光反应灵敏度以及两侧是否对称等，并应连续观察其动态变化。

（一）瞳孔的观察方法

1. 瞳孔大小、形状的观察　在自然光线下，取合适体位，清楚患者嘱其睁眼、目视前方，进行瞳孔观察；昏迷患者，检查者用一手示指与拇指同时分开患者双侧上眼睑，进行瞳孔观察。观察瞳孔大小、形状、位置、比较双侧等大等圆情况。

2. 瞳孔对光反应观察

（1）直接光反应：光线照射一眼，被照射眼瞳孔缩小，称为直接光反应（direct light resection）。操作者闭合对侧上下眼睑或遮盖，用聚光手电，从患者颞侧到鼻侧照射瞳孔，观察反应情况。

（2）间接光反应：当光线照射一眼时，对侧未被照射眼瞳孔缩小，不照射时对侧眼瞳孔散大，称为瞳孔间接光反应或称同感性光反应（indirect or consensual light reaction）。操作者用手的小鱼际垂直放在双眼之间，手电迅速从患者颞侧到鼻侧移向瞳孔并立即离开，观察对侧瞳孔的变化。

### （二）瞳孔的观察意义

正常人的瞳孔双侧大小一致，如两侧瞳孔大小不一致，相差达 1mm 以上，称为瞳孔不等大（amsocoria）。瞳孔直径小于 2mm 称为瞳孔缩小（miosis），瞳孔直径大于 5mm 为瞳孔散大（mydriasis）。

瞳孔的改变是反映病情变化的重要指标病灶侧瞳孔先缩小后扩大是脑疝早期的表现；双侧瞳孔大小不定、性状多变提示脑干损伤；一侧瞳孔散大、对光反应消失见于动眼神经麻痹、外伤或手术等局部病变、中脑受压等；双侧瞳孔散大、对光反应消失提示脑干缺氧、脑疝晚期等；一侧瞳孔缩小见于霍纳征或同侧颈内动脉血栓形成；双侧瞳孔缩小、光反应迟钝见于脑桥、脑室、蛛网膜下腔出血或吗啡、鸦片类中毒。

（王桂花）

# 第二节　评估工具

## 一、格拉斯哥评分

格拉斯哥昏迷评分（Glasgow coma scale，GCS）是英国苏格兰 Glasgow 医院神经外科医师 Jennet 与 Teasdale 两人于 1974 年首先提出，由睁眼（E）、运动（M）和语言（V）三部分组成，检查患者对外界刺激的反应能力（表 1 - 1）。

表 1 - 1　格拉斯哥昏迷评分

| 睁眼反应 | 语言反应 | 运动反应 |
|---|---|---|
| 自动睁眼 4 | 正确回答 5 | 遵嘱活动 6 |
| 呼唤睁眼 3 | 语无伦次 4 | 疼痛定位 5 |
| 刺痛睁眼 2 | 回答错误 3 | 疼痛躲避 4 |
| 不能睁眼 1 | 只能发音 2 | 疼痛屈曲 3 |
|  | 不能发音 1 | 疼痛伸直 2 |
|  |  | 不能运动 1 |

睁眼反应 1 ~ 4 分，语言反应 1 ~ 5 分，运动反应 1 ~ 6 分，以检查时最佳反应作为评定结果，进行评估时须按睁眼→语言→运动的顺序进行，以免影响准确性。最高分为 15 分，最低分为 3 分。15 分为正常，14 ~ 12 分为轻度昏迷，11 ~ 9 分为中度昏迷，8 ~ 3 分为重度昏迷。

GCS 简单、可重复性好，在国际上已被广泛使用，特别是在颅脑损伤时作为总结诊治经验，相互比较、交流，预测预后与结果的依据。但也有以下缺点：属主观评分，依赖操作者的掌握程度；未包括瞳孔和脑干功能的评价；各评价部分间无权重，有时相同评分的患者病情截然不同；部分组合不存在或无临床意义，如运动肢体反应过伸（去脑强直）不可能出现语言定向；人工气道患者无法评价语言功能，眼部直接损伤、水肿或麻痹的患者无法评价睁眼动作，记录为 "人工气道"（T），"闭眼"（C）。

## 二、RASS 镇静评分

RASS 镇静评分（Richmond agitation - sedationscale，RASS）是目前评估 ICU 患者镇静质量与深度最为有效和可靠的评估工具，从 +4 到 -5 共 10 个等级的镇静 - 躁动评分描述患者的行为，代表患者从"有攻击性"到"昏迷"的程度逐渐加深，每个分值对应一个意识状况，均有详细说明，很容易掌握（表 1 - 2）。

表 1 - 2   RASS 镇静评分

| 分值 | 镇静程度行为 |
|------|------------|
| +4 | 有攻击性、有暴力行为 |
| +3 | 非常躁动试着拔除呼吸管路、鼻胃管或静脉通路 |
| +2 | 躁动焦虑身体激烈移动，无法配合呼吸机 |
| +1 | 不安、焦虑、紧张，但身体只有轻微移动 |
| 0 | 清醒平静清醒、自然状态 |
| -1 | 昏昏欲睡没有完全清醒，但可保持清醒超过 10 秒 |
| -2 | 轻度镇静无法维持清醒超过 10 秒 |
| -3 | 中度镇静对声音有反应 |
| -4 | 重度镇静对身体刺激有反应 |
| -5 | 昏迷对声音及身体刺激都没有反应 |

## 三、CPOT 镇痛评估量表

CPOT（Critical - Care Pain Observation Tool，CPOT）是 Gelinas 等参考已存在评估量表、结合工作经验，在查阅病历、咨询医生护士的基础上完善发展而来，发表于 2004 年，最初用于 ICU 心外科术后患者的疼痛评估，具有较好的信度和效度。

CPOT 是一个针对危重症、有或无气管插管患者的有效的疼痛评估工具（表 1 - 3），使用疼痛相关的行为指标进行评估，包括面部表情、身体活动、肌肉紧张度和机械通气顺应性或发声等 4 个条目，其中机械通气顺应性和发声分别仅用于气管插管患者和非气管插管患者。每个条目有 3 种描述，根据患者行为的反应强烈程度分别用 0 ~ 2 分表示，总分 0 ~ 8 分，分数越大，患者可能越疼痛。

表 1 - 3   重症监护疼痛观察工具

| 指标 | 分值 | 描述 |
|------|------|------|
| 面部表情 | 0 | 放松  未观察到肌肉紧张 |
| | 1 | 紧张  表现为皱眉，面部肌肉紧张 |
| | 2 | 痛苦貌  出现以上所有表情并双眼紧闭 |
| 身体活动 | 0 | 无活动  安静，无运动 |
| | 1 | 保护性  运动慢而小心，触碰或按摩疼痛部位，通过活动吸引注意力 |
| | 2 | 焦虑不安  拉扯管道，试图坐起或下床，四肢活动剧烈，不听指令，攻击工作人员 |

续 表

| 指标 | 分值 | 描述 |
| --- | --- | --- |
| 肌肉紧张度 | 0 | 放松 被动运动时无阻力 |
| | 1 | 紧张僵硬 被动运动时有阻力 |
| | 2 | 非常紧张僵硬 被动运动阻力非常大，无法完成动作 |
| 机械通气 | 0 | 呼吸机耐受 呼吸机无报警，机械通气易 |
| 顺应性 | 1 | 咳嗽但可耐受 呼吸机报警可自动停止 |
| | 2 | 呼吸机对抗 报警频繁，人机不同步，机械通气中断 |
| 发声 | 0 | 说话语调正常 没有声音或说话时音调正常 |
| | 1 | 叹气或呻吟 |
| | 2 | 哭泣或呜咽 |

## 四、CAM 谵妄评分

CAM（the confusion assessment method）是 1990 年 Inouye 等根据专家意见和 DSM~Ⅲ标准开发的，供综合医院非精神科医生使用。CAM 评估法分为 4 个方面：特征 1——意识状态的急性改变，病情反复波动；特征 2——注意力不集中或不注意；特征 3——思维紊乱；特征 4——意识清晰度改变。如果特征 1 和特征 2 存在，加上特征 3 或特征 4 的任意一条，即为 CAM 阳性，表示有谵妄存在（表 1-4）。

CAM 评估方法简单、快速，5 分钟之内就可以完成，应用广泛。其缺点是应用 CAM 时要求患者意识清醒，具有一定的配合能力和语言表达能力，且 CAM 没有具体的评分标准，项目设置和评分方法过于简单，容易受临床经验和主观因素的影响。

**表 1-4 CAM 谵妄评分**

| 特征 | 评价指标 |
| --- | --- |
| 特征 1——意识状态的急性改变，病情反复波动 | 患者是否出现精神状态的突然改变 |
| | 过去 24 小时是否有反常行为。时有时无或者时而加重时而减轻？过去 24 小时镇静评分或昏迷评分是否有波动 |
| 特征 2——注意力不集中或不能引起注意 | 患者是否有注意力集中困难 |
| | 患者是否有保持或转移注意力的能力下降 |
| | 患者注意力筛查（ASE）得分多少 |
| 特征 3——思维紊乱 | 若患者已经脱机拔管，需要判断其是否存在思维无序或不连贯。常表现为对话散漫离题、思维逻辑不清或主题变化无常 |
| | 若患者在带呼吸机状态下，检查其能否正确回答以下问题：石头会浮在水面上吗？海里有鱼吗？一磅比两磅重吗？你能用锤子砸烂一颗钉子吗？在整个评估过程中，患者能否跟得上回答问题和执行指令。你是否有一些不太清楚的想法？举这几个手指头（检查者在患者面前举两个手指头）。现在换只手做同样的动作（检查者不用再重复动作） |
| 特征 4——意识清晰度改变 | 指清醒以外的任何意识状态 |

（王桂花）

# 第三节　脑疝

## 一、脑疝的定义

颅腔内某一分腔有占位性病变时，该分腔内的压力高于邻近分腔，脑组织从高压区向低压区移位，从而引起一系列临床综合征，称为脑疝。

## 二、脑疝的常见病因

（1）外伤所致各种颅内血肿，如硬膜外血肿、硬膜下血肿及脑内血肿。

（2）颅内脓肿。

（3）颅内肿瘤尤其是颅后窝、中线部位及大脑半球的肿瘤。

（4）颅内寄生虫病及各种肉芽肿性病变。

（5）先天因素，如小脑扁桃体下疝畸形。

（6）其他　颅内压增高的患者，腰椎穿刺释放脑脊液过多，导致颅内各分腔之间的压力差增大形成脑疝。

## 三、脑疝的分类

根据脑疝部位不同常分为小脑幕切迹疝、枕骨大孔疝、大脑镰疝、蝶骨嵴疝、脑中心疝等，前三种比较常见。

1. 小脑幕切迹疝（transtentorial herniation）　又称颞叶钩回疝，为幕上颞叶的海马旁回、钩回通过小脑幕切迹被推移至幕下，或小脑蚓部及小脑前叶从幕下向幕上疝出形成。

2. 枕骨大孔疝（transforamen magna herniation）　又称小脑扁桃体疝，为小脑扁桃体及延髓经枕骨大孔推挤向椎管内形成。

3. 大脑镰疝　又称扣带回疝，一侧半球的扣带回及邻近的额回经大脑镰下缘向对侧移位形成。

4. 蝶骨嵴疝　脑组织从前颅窝移向中颅窝，或由中颅窝移向前颅窝时都跨越蝶骨嵴，被蝶骨嵴所压留有痕迹形成。

5. 脑中心疝　又称经天幕疝或天幕疝，由幕上占位病变压迫脑中线结构，包括丘脑、底节、第三脑室、丘脑下部、上部脑干等，并使之向下移位，造成以上组织损害形成。

## 四、脑疝的临床表现

### （一）小脑幕切迹疝

1. 颅内压增高症状　剧烈头痛，与进食无关的频繁的喷射性呕吐。头痛程度进行性加重伴烦躁不安。视神经盘水肿可有可无。

2. 瞳孔改变　病初由于患侧动眼神经受刺激导致患侧瞳孔变小，对光反射迟钝，随病情进展患侧动眼神经麻痹，患侧瞳孔逐渐散大，直接、间接对光反射均消失，并有患侧上睑下垂、眼球外斜。进一步进展影响脑干血供时，由于脑干内动眼神经核功能丧失可致双侧瞳孔散大，对光反射消失。

3. 运动障碍　表现为病变对侧肢体的肌力减弱或麻痹，病理征阳性。脑疝进展时可致双侧肢体自主活动消失，严重时可出现去脑强直发作，这是脑干严重受损的信号。

4. 意识改变　由于脑干内网状上行激动系统受累，病情进展可出现嗜睡、浅昏迷至深昏迷。

5. 生命体征紊乱　脑干受压、功能紊乱，可出现生命体征异常。表现为心率减慢或不规则，血压忽高忽低，呼吸不规则，大汗淋漓或汗闭，面色潮红或苍白，体温可高达41℃以上或体温不升。最终因呼吸循环衰竭而致呼吸停止，血压下降，心脏停搏。

### （二）枕骨大孔疝

脑脊液循环通路堵塞致颅内压增高，出现剧烈头痛、频繁呕吐。颈项强直，强迫头位。生命体征紊乱出现较早，意识障碍出现较晚。因脑干缺氧，瞳孔可忽大忽小。由于位于延髓的呼吸中枢受损严重，可早期突发呼吸骤停而死亡。

### （三）大脑镰疝

引起病侧大脑半球内侧面受压部的脑组织软化坏死，出现对侧下肢轻瘫，排尿障碍等症状。大脑内静脉受压而产生静脉回流障碍，出现脑水肿及颅内压增高症状，一般无意识障碍。

### （四）蝶骨嵴疝

临床意义不大，引起大脑中动脉发生向下或向上的移位。造影时发现。

### （五）脑中心疝

表现为一系列生命体征的变化及间脑、脑干急性受损的一些体征。症状出现的顺序先是间脑、中脑、脑桥，最后出现延髓损害的症状，将中心疝的发展过程分为间脑期、中脑－脑桥上部期、脑桥下部－延髓上部期、延髓期。

1. 间脑期

（1）意识改变：为首发症状，常为嗜睡，部分为烦躁，然后昏睡直至昏迷。

（2）呼吸：呈叹息样、打哈欠、偶有呼吸暂停，最后为cheyne－stokes呼吸。

（3）瞳孔：缩小为1～3mm，收缩程度小。

（4）眼球运动：转动时同向运动或轻度分离，玩偶眼征阳性，冷水试验表现为双眼向刺激侧同向斜视。可发生上视障碍。

（5）运动功能：早期对有害刺激能做出正确反应，肌张力增高，双侧Babinski征阳性，最后出现运动不能伴握持反射、去皮质状态。

2. 中脑－脑桥上部期

（1）呼吸：由cheyne－stokes呼吸状态变为持续性呼吸急促。

（2）瞳孔：居中，中度散大3～5mm。

（3）眼球运动：玩偶眼征和冷水刺激试验异常，同向运动障碍。

（4）运动功能：由去皮质状态变为双侧去大脑状态。

3. 脑桥下部－延髓上部期

（1）呼吸：规则，浅快，约20～40次/分。

（2）瞳孔：居中固定3～5mm。

（3）眼球运动：玩偶眼征和冷水刺激试验不能引出。

（4）运动功能：软瘫，双侧 Babinski 征阳性，偶有疼痛刺激引起下肢屈曲。

4. 延髓期

（1）呼吸：慢，节律、幅度不规则，呈叹气样/喘息样，偶有呼吸急促或呼吸暂停。

（2）瞳孔：散大。

### 五、脑疝的紧急处理措施

脑疝是由于急剧的颅内压增高造成的，在做出脑疝诊断的同时应按颅内压增高的处理原则进行处理，明确病因、进行术前准备，进行手术去除或姑息性手术。

#### （一）降低颅内压

一旦发生脑疝，立即建立静脉通路，同时快速静脉滴注脱水药，如甘露醇，必要时合用利尿剂及激素。枕骨大孔疝还应立即行额部颅骨钻孔脑室穿刺，缓慢放出脑脊液，必要时行脑室持续引流。

#### （二）保持呼吸道通畅

迅速清除呕吐物及呼吸道分泌物，防止窒息和吸入性肺炎等，保持呼吸道通畅，持续氧气吸入，做好气管插管准备，必要时辅助呼吸。

#### （三）病情监测

给予心电监护，密切观察意识、瞳孔、血压、呼吸、脉搏、肌力等的变化，准确记录出入量。

#### （四）明确病因，准备手术

（1）进行诊断性检查，明确病变的性质及部位，手术去除病因，如清除颅内血肿或切除脑肿瘤。

（2）难以确诊或虽确诊而病因无法去除时，选用姑息性手术，降低颅内压，缓解病情。

1）侧脑室体外引流术：经颞、眶、枕部快速穿刺侧脑室并安置引流管行脑脊液体外引流，在短期内有效地降低颅内压，暂时缓解病情。特别适于严重脑积水患者。

2）脑脊液分流术：适用于有脑积水的病例，根据病情可选用脑室—脑池分流术、脑室腹腔分流术、脑室心房分流术、腰池腹腔分流术等。

3）减压术：小脑幕切迹疝时可采用颞肌下减压术，枕骨大孔疝时可采用枕肌下减压术，重度颅脑损伤致严重脑水肿而颅内压增高时可采用去骨瓣减压术。在开颅术中遇到脑组织大量膨出，无法关闭脑腔时，行内减压术，切除部分非功能区脑叶。

（白　萍）

# 第四节　癫痫持续状态

### 一、癫痫持续状态的定义

癫痫持续状态（status epileptics，SE）或称癫痫状态，是指癫痫连续多次发作，两次发作期间患者意识不恢复者，或一次癫痫发作持续时间超过30分钟以上。目前基于 SE 的临床控制和对大脑的保护，提出临床上更实用定义一次发作没有停止，持续时间大大超过了具有该型癫痫的大多数患者的发作时间；或反复的发作，在发作间期患者的意识状态不能恢复到基线水平。可以分为惊厥性和非惊厥性两大类。

## 二、癫痫持续状态的临床表现

癫痫持续状态时：意识丧失和全身抽搐为象征；间歇期呈昏迷状态；部分患者伴高热、大汗；因呼吸肌强直收缩，出现呼吸暂停，缺氧，面色苍白、潮红或转为发绀，口吐白沫，尿失禁；抽搐后患者昏迷，瞳孔散大，对光反应消失，深浅反射消失，可有病理反射；因持续抽搐导致脑水肿，水、电解质紊乱，呼吸、循环衰竭，危及生命或遗留永久性神经系统损害。

## 三、癫痫持续状态的护理措施

癫痫持续状态，特别是惊厥性癫痫持续状态如不及时治疗，可致永久性脑损害，或因生命功能衰竭和严重并发症而死亡，因此要按急症处理，积极控制癫痫发作，预防脑水肿、低血糖、酸中毒、高热、呼吸循环衰竭等并发症。

### （一）控制发作，合理用药

依据癫痫持续状态的类型选择用药。用药时应注意首选速效药物静脉给药；首剂量要足；当发作控制不良时，要毫不犹豫地重复给药；对顽固性病例应多药联合应用；发作控制后应给予足够的维持量。

### （二）保持呼吸道通畅

发病后，迅速就地平卧，头部放低，解开领扣和裤带，用软物垫于头下，使其头部偏向一侧，以利于唾液和分泌物由口角流出，必要时吸痰。并及时给氧，对于有呼吸困难者，必要时行气管插管或气管切开术。

### （三）体征监测、防护到位

给予心电监护，监测生命体征，同时密切观察意识、瞳孔的变化，并记录发作的间隔、持续时间、表现等。将裹有纱布的压舌板或开口器尽快置于患者上、下磨牙之间，防止其咬伤舌头及颊部。抽搐时不强压肢体，以免发生骨折或脱臼。必要时使用甘露醇等脱水利尿剂，防治脑水肿，保护脑组织。

### （四）预防和控制并发症

高热者宜物理降温，控制体温；预防性应用抗生素；积极纠正水、电解质、酸碱失衡；准确记录出入量。

### （五）环境

提供安全、安静的治疗环境；病室内外、床边无危险物品及障碍物；床铺加有床档，以免抽搐落地导致摔伤；保持病房安静，避免强光刺激。

（白　萍）

# 第五节　垂体危象

## 一、垂体危象的定义

垂体危象是垂体前叶功能减退的情况下，遇到应激因子而诱发的一种紧急状态。

## 二、垂体危象的临床表现

### （一）垂体前叶功能减退的表现

（1）催乳素缺乏致产后无乳。

（2）生长素缺乏致低血糖。

（3）促性腺激素分泌不足所致症候群。

（4）促甲状腺激素不足所致症候群。

（5）促肾上腺皮质激素不足所致症候群。

### （二）危象的表现

1. 危象前期　在一些诱因促发下导致脑垂体前叶功能减迟症状的加重。表现为软弱无力、精神萎靡不振、淡漠嗜睡、不愿睁眼与回答问题。最突出的症状是厌食、恶心、呕吐，可有中上腹痛。

2. 危象期　可以分为低血糖型、循环衰竭型、水中毒型、低温型、垂体卒中型。各型可单独存在，但常为混合表现。

（1）低血糖型：常在进食不足、感染或高糖饮食、注射高渗葡萄糖情况下引起内源性胰岛素大量分泌而发病，引起低血糖昏迷。

（2）循环衰竭型：常由体液自肠道、肾脏丢失，大量放出胸腹水，混合型垂体功能减退单独使用甲状腺激素等诱发，表现为极度乏力、厌食、口渴、尿少、肌肉挛痛、腹痛，并可出现虚脱、休克或昏迷。

（3）水中毒型：常因进水过多而肾上腺皮质激素缺乏，对水排泄障碍致水中毒，引起脑水肿及中枢神经功能障碍。表现为头痛、呕吐、烦躁不安、惊厥、血压升高、心率与呼吸减慢、昏迷等。血电解质均低，以血钠低为主，常在 120mmol/L。

（4）低温型起病慢，昏迷逐渐加深，皮肤干冷、四肢软、无反射、呼吸浅慢，心率常在 40 次/分左右，血压低，脉压小，体温常在 33℃ 以下，甚至可达 30℃。

（5）垂体卒中型：多由于垂体瘤内发生急性出血，导致下丘脑及其他生命中枢被压迫所致。起病急骤、头痛、眩晕、呕吐、视力减退，继而迅速昏迷。常因呼吸中枢麻痹、颅内高压并脑疝突然死亡。

## 三、垂体危象的护理措施

### （一）一般急救护理

建立两条静脉通路，给予心电监护，密切观察生命体征、神志的变化。血压偏低者给予升压药维持血压稳定，保证患者呼吸道通畅，防止误吸。

（二）控制诱因，对症处理

1. 纠正低血糖　迅速静注 50% 葡萄糖 40～80ml，并且静脉滴注 10% 的葡萄糖。监测血糖变化。

2. 循环衰竭型　纠正水、电解质紊乱，液体和电解质的补充视患者入量、呕吐及失水情况而定，及时调节补液速度、补液量，准确记录出入量，观察皮肤弹性变化，皮肤、黏膜的色泽和温度。

3. 水中毒型　限制液体入量，使用氢化可的松或泼尼松，并给予利尿。

4. 低体温型　给予保温并逐渐提高体温，但需注意避免灼伤，同时给予甲状腺激素口服或鼻饲。

5. 垂体卒中型　积极脱水治疗，必要时行紧急外科手术降颅压和改善视神经压迫。

6. 控制感染　选用有效抗生素，剂量、疗程要足够。发热者及时给予药物或者物理降温。

（三）药物护理

需要补充激素者，仔细观察用药的不良反应，并且遵医嘱使用抑制胃酸分泌的药物，注意观察有无腹痛、黑便、呕血等应激性溃疡症状的发生。用药过程注意观察患者心率，防止甲状腺激素使用过量，尽量避免使用镇静类药物或者降糖类药物。

（四）基础护理

保持病房环境舒适，温度、湿度适宜，每日定时进行通风、消毒，保持绝对卧床休息。必要时协助翻身，预防压疮。

（五）饮食护理

合理饮食，多进食高热量、高蛋白食物，加强对维生素的摄入，多吃蔬菜水果，保持机体代谢的基本需要。不能自己进食者，给予留置胃管，鼻饲饮食。

（六）心理护理

长期受疾病的困扰、生理变化，如性欲减退、自我形象改变的影响，容易产生抑郁、悲观等不良情绪，做好家属的思想工作，使家属明白对患者关心是战胜疾病的重要精神支柱，鼓励患者树立战胜疾病的信心，同时要耐心讲解疾病知识，安慰患者，告知要按医嘱坚持长期激素替代治疗，不可擅自停药或减药，以避免危象再次发生。

（七）健康宣教

服药不规则、自行减药或停用激素治疗，或者感染、腹泻、呕吐等均可引起危象发生，加强诱因宣教。慎用镇静、安眠或降糖药，避免感染、受凉、外伤等应激因素的刺激，保持情绪稳定，避免压力过大。随身携带急救卡，一旦在病情发生而意识不清的情况下可以得到及时的抢救。

（白　萍）

# 第六节　脑脊液漏

脑脊液漏是术后的并发症之一，持续脑脊液漏会阻碍切口愈合，如果治疗不及时或处理不当，可导致切口不愈合、感染甚至影响生命。因此护士细致的观察、正确的护理有利于促进漏口愈合、提高护理质量，从而促进患者康复。

## 一、病情观察

术后严格床头交接班，观察切口渗血情况、引流管是否通畅，观察患者有无头痛、眩晕、恶心、呕吐、脑脊膜刺激症状，用多参数监护仪监测生命体征，注意患者体温变化，有异常及时报告医生。

## 二、基础护理

（1）术后返回病房时，护士要安置患者于正确体位，避免脊柱扭曲。正确放置引流管，严密观察引流是否通畅。向医生询问术中情况，查看手术记录，有针对性地进行观察护理。

（2）患者术后长期卧床，应注意保持床单元清洁、干燥，加强皮肤护理，病室经常通风换气，保持空气流通。

（3）控制诱发因素。患者为适应术后卧床排便的需要，术前应练习床上大小便，嘱其进食高蛋白、高热量、多维生素、易消化食物，以促进切口愈合和骨质融合，增强抵抗力。保持大便通畅，勿用力排便，遵医嘱使用缓泻剂，给予富含粗纤维的食物。同时注意保暖，防止受凉引起咳嗽、打喷嚏。术后绝对卧床，禁止做腰背肌、腹肌锻炼，勿使患者坐起或站立等使腹压骤然升高，致使脑脊液外漏出现或加重。

## 三、体位护理

体位是治疗脑脊液漏的重要方法，一旦确诊为脑脊液漏出，及时改变原来的平卧位为去枕平卧位或俯卧位，采取头低足高位，抬高床尾 $10° \sim 30°$，直至脑脊液漏愈合，在愈合前禁止患者下床活动。拔出引流管后，切口用蝶形胶布牵拉固定，腹带加压包扎，局部沙袋压迫，有利于漏口愈合。

## 四、切口及引流管的护理

（1）术后引流管常压引流，妥善固定，保持引流通畅，护理人员要经常巡视并检查引流管引流是否通畅，避免扭曲、受压、反折脱落或堵塞，引流装置应低于引流部位，每日更换 1 次引流袋，严格无菌操作，更换时应夹紧引流管。翻身时妥善固定，防止牵拉。

（2）观察引流液的颜色、量和性质，并做好记录。正常引流液为暗红色血性液，一般引流量 24h 不超过 300mL。术后 $1 \sim 5d$ 若引流出淡红色液体进行性增多且颜色变浅或转清，应考虑脑脊液漏。必要时化验，以明确诊断。本组 1 例患者引流过程中出现轻度头痛、恶心等低颅压症状，经减慢引流速度，抬高床尾后症状缓解。

（3）脑脊液引流量明显减少后（每天 $<100mL$），拔出引流管，拔管后继续保持治疗体位 2d 或 3d。经采取上述处理措施，本组 2 例患者在 $7 \sim 10d$ 漏口愈合。

## 五、预防感染

（1）遵医嘱应用敏感且容易透过血脑屏障的抗生素，防止逆行感染导致中枢神经系统感染。适当进行营养支持，补充白蛋白、电解质，防止电解质紊乱。

（2）保持切口敷料清洁干燥，随时观察切口及置管部位皮肤有无红肿、疼痛等异常现象，严格遵守操作规程，及时更换浸湿的敷料，防止感染。

（3）经常更换床上被服，保持床单元清洁干燥。保持病室空气清新，温、湿度适宜，每日紫外线消毒 1 次，减少探视和人员流动。

## 六、心理护理

脑脊液漏患者由于活动受限、治疗时间长、治疗费用大以及担心治疗效果，常表现出焦虑、烦躁，尤其是伤口漏的患者更加明显。对自己的细微变化表现出极度的敏感、紧张，缺乏脑脊液漏的相关保健知识，不听护士的劝告，不能绝对卧床休息。因此，护士应对患者进行全面评估，实施心理、生理、社会全方位护理，以亲切、和蔼的问候取得信任，以耐心、细致的倾听引导其倾诉内心的不安，用关心、体贴的话语支持和鼓励，以商讨、建议的方式充分调动患者及家属的主观能动性，激起其获得相关知识和信息的欲望。通过以上工作，在患者住院期间消除了患者思想顾虑，其情绪逐步稳定，能积极配合治疗、护理，主动参与疾病治疗和自我护理。

（吴胜梅）

**第二章**

# 神经急危重症患者的气道管理

## 第一节  人工气道管理

人工气道是经口、鼻或直接经气管置入导管而形成的呼吸通道，以辅助患者通气及肺部疾病的治疗。神经系统危重症患者由于自身疾病特征可能存在不同程度的意识障碍，从而导致患者气道保护能力下降，气道分泌物无法排出；同时由于下颌松弛、舌根后坠引起气道梗阻，极易出现通气障碍。如不能得到有效的控制和管理，必将引起患者低氧和高碳酸血症；$PaCO_2$ 升高会扩张脑血管，导致颅内压增高，致使患者病情恶化。此时人工气道的管理对神经危重症患者就显得尤其重要。

### 一、气管插管术的医护配合

神经重症患者呼吸状态除受本身心肺基础疾病状态及心肺联合作用影响外还受颅内病情变化影响，如患者意识加深、颅内压过高引起枕骨大孔疝极易导致患者立即需要床旁紧急气管插管辅助通气。紧急气管插管与手术室内计划气管插管相比存在准备不够充分、困难气道处理设备相对不足的情况，充分高效的医护配合是保障紧急气管插管成功的关键。

#### （一）气管插管适应证、禁忌证

1. 适应证  心跳或呼吸骤停、缺乏气道保护能力、气道梗阻、急性呼衰、休克、昏迷。
2. 禁忌证  相对禁忌证为靠近声门附近分布气管横断、气道结构异常患者。

#### （二）插管前的准备

1. 病员评估  无论重症医生还是护士均需明确困难气道并不会导致患者死亡，但如果无法通气或有效通气，则将大大提高患者死亡率。因此插管前对病员进行充分全面有效评估可有效降低意外的发生。作为护士可利用最简单的"LEMON"法则进行评估，并根据评估结果提醒或帮助医生进行相应插管用物准备即可。

L：Look，看患者有无明显解剖异常，如上门齿过长、上颚高度拱起变窄、下颚空间顺应性降低、小下颌或下颌巨大、颈短粗、病态肥胖、颈部陈旧瘢痕、会厌炎、类风湿关节炎、肢端肥大症以及咽喉部肿瘤等。

E：Evaluate，评估是否满足 3-3-2 法则（3：上下门齿之间 3 指；3：下巴和舌骨之间 3 指；2：舌骨和甲状腺切迹之间 2 指），其中一项或多项不满足均提示困难气道（图 2-1）。

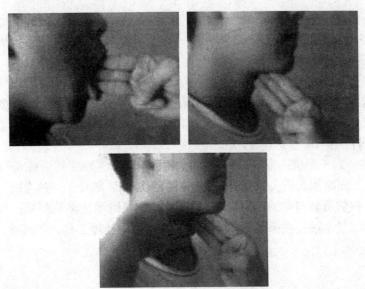

图 2-1　3-3-2 法则示意图

M：Mallampati，Mallampati 喉部视角评估，患者张口不伸出舌头，发"咦"音，1 级见软腭、咽腭弓、悬雍垂；2 级见软腭、咽腭弓；3 级见软腭；4 级未见软腭。3、4 级提示困难气道（图 2-2）。

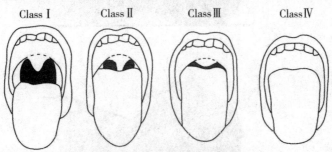

图 2-2　Mallampati 分级示意图

O：Obstructive，各种原因所致的阻塞（创伤或是病理等），提示困难气道。

N：Neck，颈部移动度寰枕角 <15°（患者正视前方上牙切迹延长线与头部尽量后仰上牙切迹延长线的夹角），提示困难气道（图 2-3）。

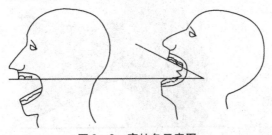

图 2-3　寰枕角示意图

除"LEMON"法则外，还需关注创伤所致重型颅脑损伤，此类患者常伴有颈椎损伤，在 ICU 期间需 CT 或 MRI 明确颈椎无损伤情况之前都应考虑使用颈托固定保护颈椎，此时均会使寰枕角变小，小于 15°，此时如需插管也应考虑为困难气道。所有病员被评估为困难气道都应考虑准备困难气道处理工具。

2. 用物准备　恰当型号的气管插管导管、管芯、喉镜、镜片及困难气道处理工具，包括可视喉镜、探条、纤支镜、光棒等。

气管导管型号取决于气管内径，大多数成年人使用7.0、7.5、8.0mm导管。困难气道可考虑选择适当小一号的导管。小儿型号计算方法：（年龄＋4）/4＝导管型号；小儿小指末节宽度＝导管外径。导管可选择有或无套囊的，年长儿或成年人使用带套囊导管，插管管径小于5.5mm可使用不带套囊导管。

3. 体位准备　对于颈椎正常病员护士可根据医生个人喜好在枕后或是肩下垫薄枕或是软垫（图2-4），同时使病员头充分后仰，使得口腔、咽、喉处于一条直线，有利于解除气道梗阻及插管。但病员如存在颈椎异常/可疑异常，需使用颈托保护颈椎；且严禁使用任何使头后仰的技术或是手法；视病员为困难气道，使用相应处理工具，如探条、可视喉镜或纤支镜等。

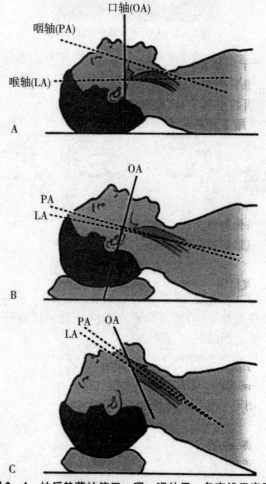

图2-4　枕后垫薄枕使口、咽、喉处于一条直线示意图

A. 显示正常中立位使口、咽、喉三轴线接近垂直关系；B、C. 显示经过枕后
垫薄枕和头后仰使得口、咽、喉三轴线明显夹角变小有利于观察声门和插管

4. 气道开放　尽可能两名护士配合医生完成插管。一人完成插管前气道准备根据病员

情况选择托下颌法（用于颈椎正常），术者位于病员头侧，两肘置于患者背部同一水平面上，用双手抓住患者两侧下颌角向上牵拉，使下颌向前，头后仰，同时两拇指可将下唇下拉，使气道通畅）（图2-5）或下颚推挤法（用于颈椎异常/可疑异常），术者位于病员头侧，两肘置于患者背部同一水平面上，用双手抓住患者两侧下颌角向前向上牵拉，使下颌向前向上，使气道通畅，整个过程严禁头后仰，以防颈椎损伤加重（图2-6）。手法开放气道，同时配合麻醉复苏面罩、球囊或呼吸机，进行通气、给氧，为医生准备插管用物及准备镇静镇痛剂提供时间。对于颈椎异常患者抬下颌法无法开放气道时可选择口咽通气道或鼻咽通气道相结合方式开放气道。

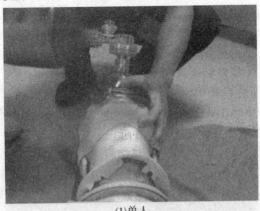

(1)单人

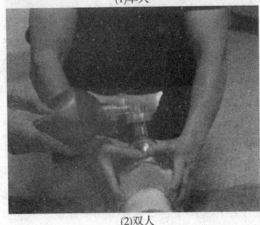

(2)双人

图2-5　托下颌法

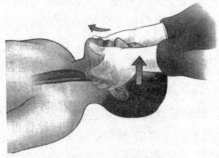

图2-6　下颚推挤法

5. 吸氧排氮　医生准备行插管前，气道管理护士根据病员颈椎情况及医生喜好选择合适的体位和垫薄枕方式后即刻开始行麻醉复苏面罩接球囊或是呼吸机辅助通气。但应考虑病员胃内容物影响，若病员此时胃内容物较多应考虑胃肠减压或是使用 Sellick 手法即以阻塞食管上端为目的的环状软骨压迫（cricoid pressure，CP），可有效阻止大量气体进入胃部所致反流误吸。但使用不当可致会厌下翻和声门结构扭曲进而导致气道阻力增加。

6. 物资、仪器及静脉通路的准备　非气道管理护士负责准备插管所用镇静镇痛药物（遵医嘱，一般使用芬太尼和丙泊酚）、检查负压吸痰装置、喉镜镜片是否处于完好备用状态、检查导管气囊完整性及给导管尖端使用局麻药膏润滑；无菌方式导丝插入气管导管，困难气道对导管塑性为"鱼钩状"。将监护仪血压测量时间调节为 1 分钟。检查静脉通路是否有效。

（三）插管时的配合

1. 给药及给药后监护　遵医嘱给药予镇静镇痛。临床上常用镇痛药多选择芬太尼，镇静剂多选择丙泊酚或是力月西。芬太尼静推 1 分钟起效，4 分钟达血药浓度高峰；丙泊酚 30 秒起效，治疗剂量下 40 秒可迅速产生催眠作用；力月西的半衰期为 1.5~2.5 小时。故建议遵医嘱先给予芬太尼后约 3 分钟左右给予丙泊酚，或 2 分钟后给予力月西。这样镇静、镇痛药达峰时间接近，能够更好达到有效镇静镇痛目的，有效完成插管操作，同时减少两种药物用药量，达到减轻对呼吸、循环影响目的。给药后立即行生命体征监测，尤其是血压和呼吸。

2. 喉外压迫技术　医生右手持喉镜由患者右侧口腔进入后，向左向声门附近滑动镜片。如无法暴露会厌和（或）声门。气道管理护士在为医生提供负压后仍无改善，可在颈部给甲状腺软骨施加一个稳定的向后（向甲状腺方向）、向上（尽可能向上移动喉部）、向右（推压喉部）的压力，即喉外压迫技术（backward upward rightward pressure，BURP），一定程度上可有效暴露声门。

3. 协助医生插入导管　医生将导管插入声门后，气道管理护士拔除管芯一手握住导管保持向前力量、一手握住管芯向后拔除。打气囊封闭气道。在靠近气管导管位置置入牙垫后，医生才可退出喉镜，否则此时若病员咬闭导管将导致病员上呼吸道梗死，造成极其严重后果。必须牙垫置入后才能退喉镜。若医生反复尝试仍无法完成，上级医生应及时加入。

4. 协助确定导管位置　导管尖端应位于隆突上 3~7cm。导管位于中切牙时，成年人一般插管深度为 22cm 左右。儿童插管深度导管深度 =（年龄 +2）+12。导管尖端是否位于气管内可通过以下方法来判断剑突下无气过水声而双肺呼吸音对称（病员插管后自主呼吸判断严禁只通过双肺呼吸音进行，此时即使导管位于食道内仍可闻及双肺呼吸音）、导管可见"雾化"现象、连续 6 次以上呼末二氧化碳监测、纤支镜经过导管观察到气管环及隆突、X 线胸片、吸痰管吸痰等。应两种或两种以上方法复核，以减少误判。

（四）插管后配合——固定及并发症

使用双条胶布交叉固定，如病员烦躁或是口腔分泌物较多使用固定系带加强固定。一项来自法国的 7 家 ICU 的 220 个病员，253 次插管统计关于在 ICU 内气管插管的短期并发症的临床实践和风险因素评估的前瞻性研究提示至少 28% 病例发生了一项以上的严重并发症。26% 发生了低氧血症、25% 出现循环崩溃、2% 发生心搏骤停；同时还有一些其他并发症包括困难插管 12%、心律失常 10%、插入食道 10% 和哮喘 2%。急性呼衰和休克是这些并发症发生的风险因素而上级医生的指导被认为是减少并发症的保护性因素。

## 二、气管切开术的医护配合

神经系统危重患者病情危重，多存在一定程度的意识障碍，极易出现上呼吸道梗阻现象，故需要可靠的人工气道辅助通气。患者长时间气管插管将会导致声门水肿，气管插管拔除后极易出现气道梗阻症状；因此意识障碍的神经系统危重患者需要气管切开来保持气道通畅。多项研究表明早期气管切开虽不能降低死亡率和肺炎发生率，但是可以降低机械通气时间和 ICU 住院日。

### （一）气管切开前配合

1. 物资准备　手套、口罩、吸引器、复苏球囊、复苏面罩、注射器、利多卡因、气管切开包/经皮气管切开包、系带、手术衣等，如患者存在特殊感染或呼吸道传染疾病还需准备面屏或护目镜及气管插管全套设备。

2. 病员准备　将一软枕垫于肩后，使头后仰过伸，气管紧贴皮肤表面，有利于医生解剖定位和完成气管切开。将床外移远离床头带，使呼吸治疗师（respiratory therapist，RT）有空间站于床头。

3. 人员准备　RT 站于床头根据气切进程调整气管插管深度或是行气道管理（无人工气道病员，由 RT 行复苏面罩接呼吸机辅助通气）。床旁护士根据手术需求提供负压吸引，保证术区良好视野。RT 应具备非常强的气道管理能力，在调整气管插管深度过程中可能导致导管完全滑出声门外，此时需要使用复苏面罩结合球囊或是呼吸机辅助通气；如病员属困难气道可能出现通气困难或是无法通气，应由护士协助 RT 紧急行气管插管，保护气道及气管切开安全。

### （二）气管切开时配合

1. 镇静镇痛　同气管插管。同时应注意无论是常规气管切开还是经皮气管切开，在切开气管环后或是细针穿刺确定在气管内后，医生均可能选择在气管内注入少量利多卡因作为表面麻醉，减少病员强烈呛咳。

2. 固定　一般使用系带在气切导管两侧打结固定。不同学者对固定建议不一样。大多数学者认为固定时松紧度以系带可以放入两指为宜，以此为基础两侧均打死结固定。但有学者提出，气管切开术后 2～5 日为手术局部组织水肿高峰期，会使调节好松紧度变得不适合，所以应考虑使用活结方式固定，及时调整，减少病员不适及皮损。固定系带极易被口鼻腔分泌物浸湿，干燥后变硬会对颈部皮肤产生不同程度的皮损；同时聚集大量细菌可能增加感染。华西医院神经 ICU 在此基础上进行了改良将系带外套一长度为病员颈长 2/3 压脉带，就可以避免此类情况发生，改良系带应该在气管切开前准备。

### （三）气管切开后配合——并发症观察

气管切开并发症：出血、皮下气肿、套囊破裂、气管导管异位、气管切开伤口感染、肺部感染。而出血、皮下气肿、套囊破裂一般在切开后早期即可出现，发现后及时通知医生对症处理即可。如有气管切开处出血，可多垫 3～5 张开口纱压迫止血，如仍无法控制可由护士通知医生行油纱填塞止血；单纯皮下气肿无需特殊处理，机体可自行吸收，但应首先排除气胸所致皮下气肿。如为气胸，护士准备胸腔穿刺包或静脉切开包、水封瓶、无菌生理盐水等协助医生床旁紧急处理；套囊破裂可发现套囊压力无法维持，导致带机病员呼吸机漏气，胃排空障碍病员反流误吸风险显著增加，护士发现后及时通知医生更换气切导管。

### 三、人工气道预防脱出的护理措施

人工气道可分为 基础气道（口咽通气管 Oropharyngealairway，OPA 和鼻咽通气管 Naso - pharyngeal airway，NPA）、声门上气道（喉罩 Layngeal Mask airway，LMA、食管气管联合插管 Tracheal - oesophageal tube）及高级气道（气管插管、气管切开和环甲膜切开等）。神经系统重症病员由于自身疾病所致不同程度意识障碍，声门上导管气道保护能力有限，故主要使用气管插管导管和气管切开导管简称为气管导管。对神经系统危急重症病员的人工气道脱出，主要是气管导管的脱出，即气管导管非计划拔管（Unplanned Endotracheal Extubation，UEX），是评价 ICU 护理质量的重要指标之一，非计划拔管是指拔管时机尚未成熟，患者自行拔除气管导管（自行拔管或意外拔管），以及对患者护理和转运过程中的意外拔管。

就查阅文献不同学者观点总结如下（表2-1）：

**表2-1 非计划拔管原因及预防措施**

| 原因 | 措施 |
| --- | --- |
| 插管方式经口气管插管，胶布固定（常因患者出汗、口腔分泌物和呕吐物污染而胶布失去黏性，固定作用减弱） | 经口气管插管使用系带加强固定，一日两次气管插管口腔护理，必要时更换胶布；小儿神经重症患者可以考虑经鼻插管 |
| 烦躁和（或）镇静镇痛不足 | 合理镇静镇痛，一般选择丙泊酚、芬太尼。丙泊酚代谢快，需要判断神经重症患者意识时，在停止泵入后可迅速完成代谢进行判断 |
| 翻身等动作导致导管牵拉 | 妥善固定，呼吸机吊臂翻身前后调整，规范翻身流程 |
| 缺乏有效肢体约束 | 加强肢体约束和看护 |
| 可能与临床护士人力资源不足，护士层级配备不合理，年轻护士临床护理经验不足 | 增加护理人力配置，提高年轻护士的评估和预见能力，加强对护士的培训 |
| 高危时段夜班、撤机阶段及交接班前后1小时 | 加强巡视和护理 |

除此之外，有学者提出使用品管圈的方法和工具对人工气道意外脱出情况进行分析和干预也获得较好效果。而另有学者提出使用医护一体化模式，使医生、技师和护士共同制定减少人工气道意外脱出的目标，共同关注患者病情变化和潜在健康问题，共同关注导管脱出的临床结局，从而使医疗工作达到 1+1＞2 的效果，促进导管意外脱出发生降低的一种工作模式。

### 四、人工气道气囊的管理

人工气道气囊主要作用为封闭气道和防止反流误吸。气囊管理主要是 CUFF 压力管理。如气囊充气不足和气囊漏气易导致导管与气管间密闭不良和呼吸机相关性肺炎的发生。气囊过度充气压迫气管壁，气管黏膜易缺血坏死、糜烂而形成溃疡。理想的气囊压力应低于毛细血管渗透压，即在 18.4mmHg（1mmHg＝0.133kPa）以下时可避免长期压迫气管黏膜，以免造成缺血坏死。气囊压力小于 20cmH_2O（1cmH_2O＝0.098kPa）时易出现误吸，是导致呼吸机相关性肺炎独立危险因素，压力超过 29.58cmH$_2$O 时会使气管黏膜血流开始减少、到达 40.3cmH$_2$O 时黏膜血流明显减少，黏膜苍白，压力达 68.3cmH$_2$O，持续 15 分钟后气管黏膜可出现明显损伤、部分基膜剥离，故目前比较推荐套囊压力维持在 20～30cmH$_2$O。因目前临床使用气管导管均为高容低张或是高容等张，故现在已不提倡通过定期放气来减少对气道黏膜损伤。

目前推荐气囊压力检测表进行常规监测，每日 2～3 次，也有采用经验法进行的手捏气囊感觉法。

### 五、气囊压力监测方法

（1）评估患者病情、意识、合作程度；病房环境；患者使用导管型号、插管深度、气囊压力充气情况。

（2）操作前向患者解释检测气囊压力的目的、方法和意义。

（3）首先监测气囊压力表的完好性，测定时将压力表值调整在 20～30cmH$_2$O 的范围，将三通打至不通气状态，即可取下压力表，读值并进行记录。

（张桂萍）

# 第二节　呼吸机的管理

## 一、呼吸机常见报警的处理措施

由于患者或呼吸机本身的原因，临床应用中常常听到或看到声或光的报警，以此提醒医护人员必需进行检查和处理，以免出现患者的呼吸困难加重、病情恶化甚至死亡。正确处理好呼吸机报警，是呼吸机管理和使用中不可缺少的环节。常见的呼吸机报警原因包括电源、通气量、压力、动力、氧浓度和窒息报警等。

### （一）电源或气源报警

1. 电源　呼吸机是电动气控设备，保证正常电源是运行的基础，当停电时后备电源可维持呼吸机工作一段时间，储备电耗完会出现相应的报警信息。

2. 气源　气源压力低于工作压力时，呼吸机即会出现相应的报警，特别在无中心供应氧气的情况，气源报警尤为常见。

### （二）分钟通气量高报警

1. 呼吸机回路阻塞　呼吸机管路内积水或痰液堵塞，导致呼吸机送气频繁，触发分钟通气量高限报警，应分析原因及时处理。病员出现呛咳或痰鸣音时要及时吸痰，保证气道通畅。及时清理呼吸机管道内的冷凝水，特别是翻身及操作前。

2. 原发疾病因素　当患者出现疾病原因导致的呼吸频率过快、缺氧、发热、烦躁、疼痛、人机对抗等情况，应积极治疗原发疾病，改善呼吸功能障碍。

3. 参数设置不当　呼吸机方式参数设置不当，分钟通气量高限报警设置过低，频率设置过快，潮气量设置过大，触发灵敏度设置过低等均可导致分钟通气量高报警，报警参数的设置一般在实际参数的上下 10%。

（三）分钟通气量低报警

1. 呼吸机管路断开　最常见为气管插管与呼吸机管道连接处断开或连接不紧密，可导致因自主呼吸较弱或停止引起病员窒息死亡，一旦出现报警应立即检查整个管路连接的紧密性。

2. 气囊漏气　可听到咽部气声或患者能发音。运用最小漏气技术或最小闭合容量技术给气囊充气使气囊压力保持在 $15 \sim 25 cmH_2O$，避免过度的气囊充气或气囊压过低。若气囊漏气应及时更换气管插管。

（四）气道高压报警

1. 气道内导管阻塞　痰液形成的痰痂，导管曲折、导管末端贴壁或咬管均可引起高压报警，应及时清理气道痰液、保持呼吸道通畅，必要时改变患者的头颈位置，适当调整导管位置，镇静镇痛等。

2. 气道阻力增加　气道痉挛、分泌物增多和异物等可使气道阻力增加，气胸、肺炎、肺水肿、胸腔积液等使患者顺应性减低。鉴别患者的临床症状，并给予相应的临床处理，以降低呼吸道阻力。

3. 呼吸机故障　雾化颗粒阻塞过滤器，导管内积水、打折或吸气呼气阀故障等也可出现高压报警。及时查找原因处理，无法处理时更换备用呼吸机。

（五）窒息报警

患者自主呼吸减弱，使两次呼吸间隔时间长于设置的范围，呼吸机启动备用通气模式以保证最低的分钟通气量，发生时应及时调整患者的呼吸机模式和参数，纠正窒息通气。

## 二、呼吸机使用过程中冷凝水的处理

在呼吸机的使用中，因管道内外温度差而产生的水蒸汽常呈雾状附着于管壁上逐渐形成冷凝水。冷凝水是细菌滋生、生存和繁殖的重要场所。在呼吸机循环过程中细菌随着冷凝水逆流入患者气道内，极易导致患者出现 VAP 及肺部感染。呼吸机管路越长，加温器的温度与室内的温度差越大冷凝水产生越多。冷凝水的管理对 VAP 的预防尤为重要。

（一）控制冷凝水进入气道

1. 减少冷凝水的产生　使用含有加热导丝的呼吸机管路，保持适宜的温度及优化的湿化效果，以减少或杜绝呼吸机通气管路中冷凝水形成或减少冷凝水的生成。

2. 正确收集冷凝水　呼吸机管道与积水杯之间呈 Y 形连接，始终保持积水杯处于呼吸机管路的最低位置，使管路中的冷凝水流入积水杯中。

3. 避免冷凝水反流　在给患者翻身或做其他操作时注意动作轻柔，清理完冷凝水后再进行，以防牵拉呼吸机管路致冷凝水反流。

（二）冷凝水的处理

按感染性废物的标准采用无害化方法处理冷凝水，在有盖的塑料桶内现配制含有效氯 2 000mg 的消毒液，将冷凝水倒入桶内，并盖上盖子。当桶内收集的冷凝水到 1 000ml 时，混合液的有效氯含量为 0.2%，将塑料桶及时倾倒，并重新配制消毒液。如未到规定浓度的量，24 小时还是应重新配制并更换消毒液，以保证消毒液的有效浓度。处理完冷凝水后要及时洗手，避免交叉感染。

### 三、机械通气患者镇痛镇静的管理

机械通气患者因兴奋、躁动、疼痛等原因可引起心率增快、血压增高和焦虑、人机对抗等，导致疾病加重出现颅内压增高、颅内再出血及导管脱落等风险。神经重症患者应用镇痛镇静可减少或消除患者焦虑、躁动、疼痛、躯体不适感及人机对抗以避免患者的无意识行为干扰治疗，改善患者睡眠，减轻或消除患者治疗期间对病痛的记忆及各种应激和炎性损伤，减轻器官损害，降低代谢及氧耗。

#### （一）镇痛镇静程度评估

1. 疼痛强度评估　最常用的是数字评分法（NRS），即"十分法"疼痛量表。将一条直线等分为 10 段，疼痛分为 0~10 分，10 分为极度疼痛，0 为完全没有疼痛。对于有人工气道等不能交流的患者，应用数字评分法，同时观察面部表情、运动及生命体征的变化具有重要作用。

2. 镇静程度评估　临床常用的评估镇静程度方法有主观性镇静评分如 Ramsay 评分、Riker 镇静躁动评分（SAS）等以及客观性镇静评估方法脑电双频指数（BIS）等。

（1）Ramsay 评分（表 2-2）分为 6 级，是临床常用的镇静评分，但缺乏特征性的指标来区分不同的镇静水平。

**表 2-2　Ramsay 评分**

| 分级 | 描述 |
| --- | --- |
| 1 | 患者焦虑、躁动不安 |
| 2 | 患者配合，有定力，安静 |
| 3 | 患者对指令有反应 |
| 4 | 嗜睡，对轻扣眉间或高声听觉刺激反应敏捷 |
| 5 | 嗜睡，对轻叩眉间或高声听觉刺激反应迟钝 |
| 6 | 嗜睡，无任何反应 |

（2）Riker 镇静和躁动评分（SAS）（表 2-3），根据患者不同的行为对其意识和躁动程度分为 1~7 分。但仅有主观评分并不全面，特别是神经损害患者。

**表 2-3　Riker 镇静和躁动评分 SAS**

| 分值 | 描述 | 定义 |
| --- | --- | --- |
| 7 | 危险躁动 | 拉拽气管插管，试图拔除各种导管，翻越床栏，攻击医护人员，在床上辗转挣扎 |
| 6 | 非常躁动 | 需要保护性束缚并反复语言提示劝阻，咬气管插管 |
| 5 | 躁动 | 焦虑或身体躁动，经言语提示劝阻可安静 |
| 4 | 安静合作 | 安静，容易唤醒，服从指令 |
| 3 | 镇静 | 嗜睡，语言刺激或轻轻摇动可唤醒并能服从简单指令，但又迅即入睡 |
| 2 | 非常镇静 | 对躯体刺激有反应，不能交流及服从指令，有自主运动 |
| 1 | 不能唤醒 | 对恶性刺激无或仅有轻微反应，不能交流及服从指令 |

注：恶性刺激指吸痰或用力按压眼眶、胸骨或甲床 5 秒。

（3）客观的镇静评估方法：目前有 BIS、心率变异系数及食管下段收缩性等。BIS 即脑电双频指数，是一种简单的量化指标，将测定脑电图（EEG）的功率和频率得出的混合信息转化成的一个数字，范围在 0 ~ 100。0 为完全无脑电活动状态即大脑皮层抑制，低于 40 可出现暴发抑制，40 ~ 60 为麻醉状态，65 ~ 85 为镇静状态，85 ~ 100 为正常状态，100 为清醒状态。

### （二）镇痛镇静的实施

神经重症患者镇痛镇静常联合使用，一般先使用镇痛药物再用镇静药物。应系统地进行评估和记录镇静效果，随时调整镇静药物种类及剂量以达到并维持预期镇静水平，以便判断和观察病员意识变化。Ramsay 评分或 SAS 评分可达 3 ~ 4 分，BIS 达 65 ~ 85。

临床常用短效而且不良反应少的镇静药物，如丙泊酚、咪达唑仑和右美托咪定。咪达唑仑起效迅速，可缓解癫痫，持续静脉注射对循环的影响较少，但长期使用可引起药物蓄积。丙泊酚具有起效快作用时间短，镇静程度容易控制的特点。右美托咪定具有镇痛和镇静作用，对呼吸抑制较轻微，利于神经重症患者的机械通气撤离。

### （三）镇静镇痛的护理要点

（1）积极查找患者疼痛或各种不适的原因，兼顾物理治疗及心理护理的方法。

（2）使用镇静药物可导致血压下降以及不同程度的呼吸抑制，降低脑灌注风险增加，应密切监测患者的呼吸、血压状况，充分准备并及时纠正可能发生的呼吸及循环变化。

（3）应对患者进行镇痛镇静效果的主、客观评价并记录。暂停镇静剂实行"每日唤醒"，以便正确评估病员意识。

（4）做好患者的基础护理，特别是人工气道患者的口腔护理、皮肤护理。集中操作，减少声、光刺激，帮助患者建立起正常的睡眠周期。

## 四、长期机械通气患者的并发症

长期机械通气患者可出现气道黏膜出血、肺不张，呼吸机相关性肺炎和气管插管非计划性拔管等并发症。

### （一）气道黏膜出血

长期使用机械通气的过程中，频繁的吸痰及其他气道相关操作可使气道黏膜受损，导致出血。应做到吸痰时动作轻柔，尽量减少对气道的刺激，同时保持适宜的温度和湿度。

### （二）呼吸机相关性肺炎

（1）做好患者的口腔护理，及时清除咽喉部口腔分泌物和痰液，减少误吸引起的肺部感染。

（2）加强无菌操作，同时做到手卫生，预防交叉感染。

（3）加强体位的护理，神经重症患者因疾病多采用 30° ~ 45° 的半卧位，有利于体位引流痰液，有效减少坠积性肺炎及 VAP 的发生。

（4）已出现感染症状，针对药敏试验合理使用抗生素。

### （三）气管插管非计划性拔管

神经重症患者由于疾病的原因，宜常规评估意外拔管风险，采取适当措施降低非计划性拔管的发生。

（1）合理使用镇静剂：系统评估患者的意识状态，根据神经重症患者镇痛镇静管理常规合理使用镇静剂。

（2）适当使用保护性约束：对意识不清及不配合并且有拔管倾向者给予保护性肢体约束，约束松紧以一指适宜，防止过度约束影响患者呼吸，预防性使用皮肤保护产品，避免皮肤破损。

（3）及时评估撤机拔管指征，减少带机时间。

（4）一旦发生意外拔管，立即启用应急预案，根据情况决定是否再插管，准备好行床旁抢救。

### 五、机械通气患者撤机前的评估

尽早撤机可减少呼吸机相关性肺炎等并发症，降低医疗费用，减轻气道损伤，缓解患者不舒适的感觉。

撤机指征：经过治疗导致呼吸衰竭的原发病明显改善，患者生命体征稳定、自主呼吸及咳嗽排痰有力、意识清楚、循环系统稳定，无心肺等重要器官并发症、血气分析结果正常，带管吸氧 1 小时后氧分压高于 60mmHg。

### 六、机械通气患者的口腔护理

机械通气患者的口腔护理在预防呼吸机相关性肺炎的发生中具有重要作用。口腔细菌滋生，会使带机患者的会咽保护功能丧失，导致分泌物容易进入气道，进而诱发感染。

（一）经口气管插管的口腔护理

（1）气管插管导管末端距门齿的距离一般在 22～24cm，移除胶布前应确定导管刻度及口腔内情况，两人同时操作，一人辅助固定导管，一人冲洗，更换牙垫至对侧，固定时取黏性较好的长约 30～35cm 胶布，先固定上颌，两端分别固定面颊部，中间部分缠绕导管与牙垫 2～4 圈。固定后注意听诊双肺呼吸音动度是否一致。

（2）如遇患者躁动，吐管动作明显，或面部油腻，分泌物多，胶布粘贴不稳，或对胶布过敏的情况，可用棉带进行固定，注意耳廓的保护。

（3）如患者牙齿缺失或松动，直接使用牙垫可能会损伤牙龈，可用纱布缠绕或直接用纱布卷代替牙垫，注意每日更换被口腔分泌物浸湿的纱布。

（二）气管切开导管的口腔护理

气管切开护理之前宜充分清理口腔气道分泌物及囊上积液，应用无菌原则更换气管切开纱布，始终保持导管处于中立位。观察气管切开处分泌物，如有异常及时通知医生采取相应处理。

（覃春年）

# 第三节  气道湿化

人体在呼吸时鼻腔、咽及呼吸道对吸入的气体有加温和湿化的作用，而人工气道建立后，破坏了患者上呼吸道正常加湿、过滤及加温等生理功能，使呼吸道内水分大量丧失，呼吸道纤毛活动减弱或消失造成分泌物增多，痰液黏稠不易排出，进而气道阻力增加。呼吸道的加温和湿化的功能丧失，呼吸道黏膜干燥，肺部感染的风险也随之增加，因此要重视人工气道的加温及湿化，湿化液对气道进行有效湿化，可维持支气管纤毛正常功能，下调痰液 α - 酸性糖蛋白和 $Ca^{2+}$ 含量，降低痰液黏稠度，减少细菌繁殖，所以气道湿化对保证呼吸道通畅、防止肺部感染具有重要意义，直接影响着治疗效果。

## 一、人工气道湿化方式的介绍

目前临床常用的湿化方法有间断湿化法和持续湿化法两大类。

（一）间断湿化法

间断湿化法指间断的按固定时间间隔通过气道内推注或滴注的方法给患者人工气道定量的某种或某几种湿化液主要有气道内间断推注和滴注湿化法。

1. 气道内间断推注法　临床常用注射器取湿化液 3~5ml，取下针头后将湿化液直接滴入人工气道，常在吸痰前推注。

2. 套管内滴药法　将滴管轻轻插入气管深部，湿化液缓慢推注 2~4ml/次，边推边往上提取滴管。

气道内间断推注法和套管内滴药法的不足在于人工气道达不到持续湿化的要求，痰液黏稠易形成痰痂，通常湿化液温度低于体温，液体滴入气道内易诱发气道痉挛，引起刺激性咳嗽、憋气、呼吸和心率加快、血压增高。

3. 气道灌洗法　气道灌洗多用于有大量黏液或脓痰时，在患者吸气时，将无菌生理盐水 10ml 注入人工气道内，保留 15 秒，然后吸出。

此方法要求严格掌握其适应证，患者应清醒、咳嗽反应敏感、体质好。由于一次气道给湿化液量大，易使患者产生刺激性咳嗽、憋闷、心率增快、$SPO_2$ 下降、血压升高等并发症，同时灌洗使得痰液频繁进入气道，导致大量细菌带入气道从而增加了感染机会，因此不推荐常规进行气道灌洗。

（二）持续湿化法

根据采用的湿化装置的不同，分为以下湿化法。

1. 持续雾化吸入法　采用雾化器，使湿化液在特定的超声波作用下形成雾滴进入气道，进而到达气道湿化的目的。在超声波和氧气（或空气）的驱动下，湿化液以雾化颗粒的形式进入气道，由于湿化液的颗粒较小且均匀，对呼吸道刺激小、湿化均匀，可较好地降低痰液的黏稠度，湿化液可以广泛分布并较好地被吸收，因此抗感染效果明显。

2. 精密输液器持续气道湿化法　将湿化液通过精密输液器，按照要求的速率匀速进入呼吸道，用以湿化气道的方法。

3. 微量泵（输液泵、注射泵）持续气道湿化法　微量泵持续湿化气道法能持续、微量、匀速地沿管壁向气道内注入湿化液，每滴湿化液可被气流冲散成较小的水滴进入呼吸道，使气道始终处于一种近似生理湿化状态，对气道黏膜的刺激性很小，目前临床上应用较多。

以上两种方法具有定时定量持续湿化的作用，且成本低、操作简单，能有效预防痰痂的形成；同时由于湿化液量少、对气道刺激小，不易引起呼吸道刺激征，且持续湿化符合气道持续丢失水分的生理特征，是较为理想的气道湿化方法。

4. 湿热交换器（人工鼻）湿化法　人工鼻又称温 - 湿交换过滤器，有数层吸水材料及亲水化合物制成的细孔网纱结构的过滤器，它能模拟鼻的功能，将呼出气体中的热和水汽收集并保留下来，吸气时气体经过人工鼻，以湿热温化的状态带入气道内，保证气体获得有效适当的湿化。同时，它对细菌有一定的过滤作用，能降低管路被细菌污染的危险性。

人工鼻以人体解剖湿化系统机制为基础，可阻断部分呼出的热量和水分，同时可对吸入的气体进行加温加湿，使气道保持湿润状态，进而降低痰痂的形成。由于人工鼻只是利用患者呼出气体来加热、湿化吸入的气体，并不能额外提供热量和水分，因此对于原来就存在脱水、低温或肺部疾病引起分泌物潴留的患者，人工鼻不是理想的湿化装置。

5. 湿纱布覆盖法　湿纱布覆盖法是临床上的传统人工气道湿化方法，是用生理盐水纱布湿敷气管套管外口，可增加吸入空气的湿度，亦可防止空气中的灰尘、微粒进入气道。这种方法不能解决呼吸道水分从气管切口处不断大量的丢失，且吸痰时反复取走湿纱布亦增加感染机会。

6. 呼吸湿化器联合文丘里装置湿化给氧　呼吸湿化器能提供相对湿度100%、温度接近37℃的湿化气体；而文丘里装置是利用氧射流产生的负压从侧孔带入一定量的空气，以稀释氧气后使氧浓度得到精确控制。可提供符合生理需要的、核心体温下的饱和气体，能有效控制气道内湿度，调节吸氧浓度，改善低氧血症，降低气管套管堵管率。

7. 持续加湿湿化氧疗装置湿化（恒温加湿）法　恒温湿化方法是通过使用加温湿化器对干燥的空气进行湿化和加温，使空气到达需要的温度（35~37℃）以及100%的湿度，是带有人工气道并使用呼吸机的患者主要使用的人工气道湿化方法，也是较为理想的湿化方法。

气道湿化液加温后可使管壁纤毛运动活跃，将附着于纤毛的黏液不断上推，有利于分泌物引流和控制感染。给患者提供一个合适湿度的气体，能够降低痰液黏稠度，减少痰痂和肺不张的形成和发生，促进气道引流通畅。持续加湿湿化氧疗装置湿化法即采用持续加湿湿化氧疗装置，利用湿化器，配加温湿化罐，对吸入气体进行加温加湿。电热恒温湿化器可以加温湿化吸入管道的气体，预防气道水分丢失过多所致的分泌物黏稠和排出障碍。建立人工气道（包括气管切开和气管插管）的患者的气道加温湿化功能丧失，经呼吸道丢失水分也随之增加，吸入冷的空气有导致气道痉挛的可能，所以湿化和温化非常重要，呼吸道湿化不足将降低纤毛的运动，增加排痰困难并引起缺氧，引起并加重肺部感染，降低肺顺应性，不合理的湿化会引起痰液阻塞、肺部感染、肺不张等。

（三）两种湿化方法的比较

采用间断湿化法，患者呛咳反射、呛咳时瞬时氧饱和度、置管期呼吸道分泌物、管腔内部和尖端痰痂等评价良好；而持续湿化法的湿化满意度和患者血气分析、刺激性呛咳、痰痂形成、气道黏膜损伤、肺部感染等方面均显著优于间断湿化法。

关于持续湿化法，采用不同的湿化装置，湿化满意度及患者的各项相关指标也表现出显著差异。总体来看，持续加湿湿化氧疗装置湿化法（恒温加湿）优于湿热交换器湿化法（人工鼻）、微量泵（输液泵、注射泵）持续气道湿化法、雾化湿化法和间断湿化法，湿热交换器湿化法（人工鼻）、微量泵（输液泵、注射泵）持续气道湿化法优于精密输液器持续气道湿化法。

　　这两类方法目前在临床均有使用，而且各有优势，在使用时，各有护理重点。从临床护理工作的角度评估这两类方法时，应当在护理操作和患者宣教两大环节上加以重视。对于需要进行间断湿化的患者，或病房条件有限，无法提供持续湿化的患者，护士应当做到以下几个方面。

　　（1）坚持严格按照时间表进行湿化，避免湿化过多造成药物不良反应增强，或湿化过少，患者气道受损。

　　（2）要向患者和家属做好说明和解释工作，例如间断湿化后，要鼓励患者采取高效咳嗽以促进痰块排出，或告知湿化过程略有不适，请遵循护士指导。通过充分的前期说明和操作中的沟通取得患者配合，使湿化达到满意效果。

　　（3）对于持续湿化的患者，并不意味着护士就可以不再监督管理，对于设备是否有效工作，输出气体的湿度、温度要随时加以观察。同时应当随时了解患者主观感受，有无不适，并及时处理。

　　（四）湿化效果评价

　　无论何种湿化方法，其根本目的是保持患者舒适、促进有效的肺通气和肺换气。目前，对于不同湿化方式的临床效果判断指标和数量没有统一标准。有学者认为可以根据患者自觉症状和可监测指标变化来进行判定，同时把这些症状和监测指标与病情相结合，以达到最佳湿化效果。湿化效果应从患者的自主症状和一些可监测的指标变化来进行判定，同时应把这些自主症状和监测指标的变化与患者病情相结合，防止误判断或延误患者治疗。大多数学者把湿化效果归为以下三种。

　　（1）湿化满意痰液稀薄，能顺利吸出或咳出；导管内无痰栓；听诊气管内无干鸣音或大量痰鸣音；呼吸通畅，患者安静。

　　（2）湿化过度痰液过度稀薄，需不断吸引；听诊气道内痰鸣音多；患者频繁咳嗽，烦躁不安，人机对抗；可出现缺氧性发绀、脉搏氧饱和度下降及心率、血压等改变。

　　（3）湿化不足痰液黏稠，不易咳出或引出；听诊气道内有干鸣音；导管内可形成痰痂；患者可出现突然的吸气性呼吸困难、烦躁、发绀及脉搏氧饱和度下降等。

　　由于湿化技术的发展，使各病房、不同医院、不同地域的护士使用的湿化技术呈现多样化的趋势，这要求护理部对此做出相应的管理改进。在使用新的湿化液时，要注意加强对护士技能的教育和培训，使其了解新湿化液的成分、药理原理，并掌握使用时可能出现的药效和不良反应的评估、处理能力。

　　因此，气道湿化已成为人工气道管理的重要措施之一。随着医学科学的发展，湿化方法越来越多，湿化液体也不断更新，各种湿化液体和方法都有一定的优缺点。为达到最佳湿化效果，减少并发症，提高护理效率，优化资源配置，临床上应根据患者的具体情况，在积极治疗原发病的基础上，选择理想的湿化液及湿化方法，配合物理疗法促进排痰，改善气道环境，保持呼吸道通畅，降低肺部感染率，促进患者早日康复。

　　同时，湿化效果的评价标准还有待进一步完善，以便更加客观、科学地评价湿化液和湿化方法的有效性和实用性，为合理选择提供可靠依据。在临床护理工作中，对于这一环节的知识更新和研究应当及时跟进，护理工作的质量指标等应当做相应调整，确保优质高效的护理工作，使患者能舒适、安全地进行人工气道通气。

## 二、不同湿化液的湿化效果

人工气道的湿化应保证充足的液体入量，液体入量随病情不同而不同，机械通气的患者，应保证液体入量每日在 2 500～3 000ml。

### （一）常见湿化液

湿化液有增加吸入气体湿度和润滑支气管壁的作用，能促进痰液稀释和排出。常用湿化液包括 0.45% 氯化钠注射液、0.9% 氯化钠溶液、碳酸氢钠溶液、注射用水及含有药物的各种溶液等。

1. 氯化钠溶液 氯化钠溶液为临床常用的湿化液，最简单的是 0.9% 氯化钠溶液。0.9% 氯化钠溶液为等渗液，进入呼吸道后水分蒸发，可成为高渗溶液，氯化钠沉积在气管壁上影响纤毛运动，痰液脱水变稠而不易咳出，肺部感染随气道湿化程度的降低而升高。

目前在临床护理中，使用的氯化钠溶液多为 0.45% 氯化钠溶液，该溶液属低渗溶液，水分蒸发后留在呼吸道内的渗透压更符合生理需要，较少引起刺激性咳嗽，不易引起痰痂、痰栓，可以减少肺部感染。护士在护理中操作较为简单，但氯化钠溶液并无有效溶解痰栓和抑菌等作用。目前临床往往是与其他药物联合应用。

2. 碳酸氢钠溶液 目前主要应用 1.25%～2% 碳酸氢钠溶液。因其弱碱性能在局部形成弱碱环境，降低痰液吸附力，加强内源性蛋白酶的活性与纤毛运动，可取代黏蛋白的钙离子，促进黏蛋白降解。而且真菌在碱性环境不易生存，故碳酸氢钠还有抑制真菌生长的作用。

在临床使用中，主要用于间断湿化，一次性注入较多量（4～8ml）可促使深部的痰栓和血栓咳出。护士在使用时，应当注意及时清理气道，吸走咳出的痰栓等，防止再次堵塞。

3. 无菌注射用水 无菌注射用水属低渗液体，对痰液的稀释能力较强。主要用于气道分泌物黏稠，气道失水多及高热、脱水患者。其主要的缺点是 无菌注射用水具有渗透和进入细胞的特点，湿化过度时易致支气管肺组织细胞水肿，气道阻力增加，氧分压下降。注射用水直接进入气道时有一定刺激作用，往往用于呼吸机的气体湿化。护士在护理过程中要注意使用前的说明和心理安慰，不能使用过量，并随时注意气道阻力情况。

4. 含有抗炎、抑菌药物的溶液 气道内滴注抗生素对肺囊性纤维化和严重的革兰阴性菌有较明显的疗效。湿化液中可以加入庆大霉素、氨溴索、地塞米松或痰培养敏感抗生素来预防继发感染。庆大霉素主要用于革兰阴性菌引起的系统或局部感染。

氨溴索具有调节浆液和黏液分泌，减低痰液黏稠度，增加纤毛运动的作用，从而减少肺部感染和痰阻形成。呼吸道在炎症反复刺激下，将导致黏膜上皮杯状细胞化生和黏膜下腺体增生，使黏液量和性状发生明显改变。地塞米松可减少呼吸道内炎症因子产生，抑制其对黏蛋白合成分泌的刺激作用，具有较强的抗感染功效。

在医嘱湿化液中加入上述药物时，应首先注意有无药物过敏现象，同时应当随时记录药物效果和副作用情况。如使用抗生素时，应注意咳出痰块的颜色、气味，使用强效激素时，应注意定期观察激素不良反应。

5. 不同类型的湿化液湿化效果和护理要点的比较 多项研究表明，盐水的湿化效果显著低于其他湿化液。使用含有抗炎、抑菌药物的湿化液，患者肺部感染、气道黏膜损伤出血、刺激性咳嗽、痰痂痰阻等指标明显优于单纯的湿化液。在实际工作中，护士往往忽视湿化液中的药物作用，在病情观察室侧重于观察主要治疗药物的使用效果。在使用人工气道的患者护理工作中，护士应当注意了解医嘱在湿化液中加入多种药物的种类，并有重点地观察其效果和不良反应。

### （二）湿化液的选择

多年来，临床上一直将气管内滴注生理盐水作为对气管切开患者的一项常规护理操作。而近年来的研究表明，肺的蒸发面很大，生理盐水进入支气管肺内水分蒸发很快，盐沉积在肺泡及支气管形成高渗状态，引起支气管水肿，不利于气体交换。目前，临床上常选用无菌蒸馏水或 0.45% 盐水进行湿化。0.45% 盐水吸入后在气道内接近等渗盐水，对气道无刺激作用。也有人主张用 1.25% 的碳酸氢钠液湿化气道，使气道局部形成碱性环境，碱性具有皂化功能，可使痰痂软化，痰液变稀薄，以利于咳出。但其用量大时可导致组织水肿、肌肉疼痛、抽搐、碱中毒而加重肺水肿。

在湿化液的配方中，临床上常用无菌蒸馏水或 0.45% 盐水加入庆大霉素、地塞米松及糜蛋白酶，有湿化、抑菌消炎、化痰作用。但是庆大霉素气道内给药的常规剂量较小，不足以起到杀菌作用，甚至可引起细菌耐药性；长期滴入地塞米松，可诱发和加重感染；糜蛋白酶性质不稳定，水溶液很快失效，因此必须现配现用，这些不足之处，使气道湿化达不到理想效果。

### （三）湿化液的量及温湿度

人工气道由呼吸道失水约 200ml/d，湿化量成人为 200～250ml/d，如有高热、痰液黏稠不易咳出的患者可酌情增加湿化量，但通常每日不超过 500ml。特别对老年人的湿化量更要精确计算。因为老年人的气道屏障功能减退，受高渗透压湿化液的刺激易引起气道的非特异性炎症反应而出现气道痉挛。老年人心肺功能相对较差，特别是在重症的情况下过多的湿化液可通过气道吸收使气道毛细血管静水压增高、气道水肿而增加心脏负担。确切的湿化量必须视室温、空气湿度、通气量、患者体温、出入量、痰液的量和性质作适当地调整。室温应调节在 18～22℃，湿化液的温度一般在 20～40℃，低于或高于此温度范围均可造成支气管黏膜纤毛运动减弱或消失而诱发哮喘，过热有灼伤局部黏膜的可能。

痰液的黏稠度是调节湿化液最重要的指标之一，黏稠度分为 3 度：Ⅰ度（稀痰），痰液如米汤或泡沫样，吸痰后玻璃管内壁上无痰液滞留。如量过多，提示要适当减小气道湿化。Ⅱ度（中度黏痰），痰液外观较Ⅰ度黏稠，吸痰后有少量痰液在玻璃管内壁上滞留，易被水冲洗干净，提示气道湿化满意。Ⅲ度（重度黏痰），痰液外观明显黏稠，常呈黄色，吸痰后有大量痰液在玻璃管内壁上滞留，且不易被水冲洗干净，提示气道湿化严重不足，应及时增加气道湿化液的量。安聪娟等对以上不同痰液黏稠度患者所需的气道湿化量进行了研究，认为应根据不同痰液黏稠度给予不同的气道湿化剂量，Ⅰ度、Ⅱ度、Ⅲ度患者 48 小时适合的气道湿化量分别为 6ml/h、12ml/h、16ml/h。

### 三、雾化吸入的效果评价及注意事项

雾化吸入疗法是呼吸系统相关疾病的重要治疗手段，与口服、肌内注射和静脉注射等给药方式相比，雾化吸入疗法因药物直接作用于靶器官，具有起效迅速、疗效佳、全身不良反应少、不需要患者刻意配合等优势，被国内外广泛应用。

（一）常用的雾化方法及装置

1. 喷射雾化 喷射雾化器也称射流雾化器、压缩气体雾化器。由压缩气源和雾化器两部分组成，雾化器根据文丘里喷射原理，利用压缩气体高速运动通过狭小开口后突然减压，在局部产生负压，将气流出口附近另一小管因负压导致的虹吸原理吸入容器内的液体排出，在遭遇高压气流时被冲撞分解成小气溶胶颗粒，尤其高压气流遇挡板时，液体更会被冲撞变得粉碎，形成无数药雾颗粒。

2. 超声雾化 超声雾化是雾化器底部晶体换能器将电能转变成超声波，产生振动的机械能，透过雾化瓶底部的透声膜，将容器内的药物振动传至溶液表面，使其产生剧烈的震荡，破坏其表面张力和惯性，从而形成无数细小气溶胶颗粒。

3. 振动筛孔雾化 振动筛孔雾化结合了超声雾化的特点，采用超声振动膜使之剧烈振动，同时利用挤压技术使药液通过固定直径的微小孔洞，形成无数细小的颗粒释放。

（二）影响雾化治疗的因素

1. 患者的认知和配合能力 患者的认知和配合能力决定了是否能有效地运用雾化器，无论使用何种雾化方法，只要患者正确使用雾化器，则所达到的临床效果也相似。

2. 呼吸形式 呼吸形式影响气溶胶的形成，包括吸气流量、吸气方式、呼吸频率、吸气容量、呼吸时间比以及吸气保持等。慢而深的呼吸有利于气溶胶微粒在呼吸道和肺泡的沉积。呼吸频率快且吸气容积小时，肺内沉积较少。吸气流量过大，局部易产生湍流，气溶胶因相互撞击沉积于大气道，因此肺内沉积明显下降。当吸气容量恒定时，潮气量增加、吸气时间延长，慢而深的呼吸更有利于气溶胶的沉积。

3. 基础疾病状态 患者的呼吸系统的情况可影响气溶胶在呼吸道的输送，如气道黏膜炎症、肿胀、痉挛等，分泌物的潴留使气道阻力增加，吸气时，气溶胶分布不均匀，狭窄部药物浓度增加，远端药物沉积减少，从而临床疗效下降。因此，在雾化吸入前，应尽量清除痰液和肺不张等，以利于气溶胶在下呼吸道及肺泡内沉积。

（三）雾化吸入注意事项

1. 超声波雾化和喷射式雾化 每次雾化时间不应超过20分钟。

2. 预防呼吸道在感染 由于雾滴可带入细菌，引起口腔、上呼吸道、雾化液的感染，故有可能继发革兰阴性杆菌感染。所以应加强口、鼻、咽的护理，还要注意雾化器、室内空气和各种医疗用品的消毒。

3. 有增加呼吸道阻力的可能 雾化吸入完成后，呼吸困难可能反而加重，除警惕肺水肿外，还应注意是否气道分泌物液化膨胀阻塞加重，因此，雾化吸入完成后，应行翻身、拍背、吸痰等辅助措施。

4. 预防肺水肿和水中毒 雾化液体量应纳入患者液体总入量，雾化液体量过多，尤其是患儿，易引起肺水肿或水中毒。

5. 预防急性呼吸性酸中毒 哮喘患者，尤其婴幼儿面罩雾化时，由于面罩溢气孔太少，二氧化碳不能溢出，导致重复吸入二氧化碳，致使血中二氧化碳急剧上升，导致呼吸性酸中毒，因此雾化时间不宜超过5~10分钟。

6. 减少副作用 吸入激素等时，应在用药后漱口或行口腔护理，以减少相应的口腔、咽喉局部的副作用。

7. 注意事项　严禁烟火，尤其氧雾时，防止火灾发生。

（熊丽娇）

# 第四节　吸痰

## 一、肺部听诊

### （一）肺部听诊应在安静的环境中进行

检查者从肺尖部开始听诊，自上而下，注意上下和左右对比，听诊的重点为正常呼吸音、异常呼吸音和听觉语音。正常呼吸音分为支气管呼吸音、支气管肺泡呼吸音和肺泡呼吸音三种，异常呼吸音为呼吸音减弱或增强，附加呼吸音包括啰音、喘息音和胸膜摩擦音等。另外，用听诊器听取患者发音后声波音响传导到胸壁的强度和性质称为听觉语音，发生病变时会出现支气管语音、胸耳语音和羊鸣音。

### （二）各种呼吸音的原理、特点

1. 正常呼吸音

（1）肺泡呼吸音：气体进入肺泡，冲击肺泡壁，肺泡弹性变化和气流振动所产生的声音，叹息样或柔和吹风样的"fu～fu"声，在大部分肺野内均可听及，除支气管呼吸音和支气管肺泡呼吸音外，吸气的音响比呼气强，音调高，时相更长；正常人肺泡呼吸音强弱与性别、年龄、肺组织弹性、胸壁厚薄及呼吸深浅有关。男性一般较女性强，儿童较老年人强，矮胖者较瘦长体型者为弱。

（2）支气管肺泡呼吸音：兼有支气管呼吸音和肺泡呼吸音特点的混合性声音，在胸骨角和背部第3、4胸椎水平可听到。

（3）支气管呼吸音：吸入气体在声门及气管或主支气管形成的湍流所产生的声音，为"哈……"音，呼气时相比吸气时相长，音调较高，音响较强，在喉部、胸骨上窝、背部颈6至胸2椎体间可听到。

2. 异常呼吸音

（1）呼吸音增强：与呼吸运动增强及肺通气功能加强有关，见于运动、呼吸中枢兴奋、发热等。

（2）呼吸音减弱：与肺泡内的空气流量减少或进入肺内气体的流速减慢有关，见于气胸、肺不张、呼吸肌无力等。

（3）呼吸音缺失：见于气胸、肺切除、肺不张和完全性气道阻塞等，是一种短的、爆炸性的、不悦耳的、非连续性声音，是呼吸时气体通过充满液体的闭合小气道或肺泡时，气道或肺泡突然张开所产生的爆裂音，主要在吸气相听到，但呼气相也能听到。提示小气道和肺泡存在液体，咳嗽、吸痰或深呼吸后啰音可消失。

3. 附加呼吸音

（1）喘息音：是小气道由于炎症、黏膜肿胀、分泌物增多、平滑肌痉挛、管腔内肿瘤侵入、异物导致管腔狭窄或部分阻塞，气体吸入或呼出时发生湍流所以产生的声音。喘息音分为鼾音和哨笛音两种，主要在小气道中听到。常发生于双肺，见于慢性支气管炎、支气管哮喘、支气管肺炎。

（2）胸膜摩擦音：见于胸膜有炎症时，通常在吸气和呼气时都可听见，屏气时消失，应与心包摩擦音相鉴别。

4. 听觉语音

（1）支气管语音：为说123或99时语音传导增强、响亮，可听清字音，见于肺实变较大的病灶。

（2）胸耳语音：检查者将听诊器体件放在胸壁上面，对于正常人，在听到肺泡呼吸音的部位只能听到极微弱的声音，但在肺实变的部位，则可清楚地听到增强的耳语音，且音调较高。

（3）羊鸣音：为羊音"E"变为"A"，见于胸腔积液肺受压部位或肺实变伴有少量胸腔积液部位。

## 二、吸痰的指征及效果评价

### （一）气管内吸痰

吸痰是一种具有潜在损害的操作，应掌握吸痰的临床指征，而不应该把吸引作为一个常规，同时尽量鼓励患者自己把分泌物咳出。吸痰相关并发症主要有低氧血症、肺不张、支气管痉挛、心律失常、颅内压增高和气道损伤等。吸痰的指征包括出现咳嗽、呼吸增快、呼吸困难、出现血压升高、脉搏增快等；观察到气道内有分泌物；听诊有啰音，呼吸音增粗或杂乱，呼气音延长；机械通气时气道峰压力升高；$SpO_2$ 降低等。

### （二）有效吸痰的指征

（1）呼吸音改善；

（2）气道峰值压力降低；

（3）潮气量增加；

（4）$SpO_2$ 或者 $SaO_2$ 改善。

## 三、振动排痰在神经重症患者中的应用

胸背部的拍打及振动，是胸部物理治疗中最常用的手段，特别是胸背拍打，常常是与体位引流结合在一起进行的，拍打或振动时，在胸壁上所施加的机械能传导到支气管树内，会使其管壁与痰液的黏着松动，痰液因而易于被排出，从而加强了咳嗽及体位引流等其他排痰机制的效果。

1. 适应证　各种支气管 - 肺疾患，伴有大量痰液者，如肺脓肿、支气管扩张症、肺部继发感染等。

2. 禁忌证　拍打及振动直接将冲击形式的力作用在胸壁上，有可能造成局部组织损伤的机会，所以作用局部如已有不同形式的损伤，则不宜再施行拍打及振动。

（1）肋骨骨折；

（2）肺壁上、特别是施行拍打及振动的相邻部位有新近的烧伤、开放的创口及皮肤感染病灶；

（3）肺大疱型气肿；

（4）咯血；

（5）肺内肿瘤；

（6）邻近部位如脊柱及上臂的疼痛或骨折。

3. 方法

（1）拍打：拍打时，手形应为手指并拢、手心弓成杯状，双手交替拍打在需要引流肺叶的相应胸壁表面上。

（2）振动：是以掌面贴附在患者胸壁表面快速垂直抖动的一种手法。在需要有力的振动时，操作者可以一只手掌贴附患者胸壁之上，另一只手则放在其手背上加力。

（3）拍打及振动应由呼吸治疗师、护士或受过训练的陪护进行，重点叩拍需要引流的部位，最好沿着支气管的大致走向由外周向中央拍，可直接在胸壁上或隔着一层薄衣服或薄毛巾叩拍，但不能隔太厚，以免影响效果。对老年、骨质疏松患者叩拍时要加倍小心，掌握好力度，避免引起肋骨骨折。应避免在胸骨、心脏、乳腺、肾脏、肝脏等脏器部位及创伤或手术切口部位叩拍。

（4）拍打及振动通常都与体位引流同时进行，在一个体位拍打或振动的时间至少约为3到5分钟。

## 四、密闭式吸痰在神经重症患者中的应用

### （一）使用密闭式吸痰目的

保持呼吸道通畅；吸痰时使患者气道回路处于相对密闭状态，防止院内交叉感染；减轻护士的工作量。

### （二）密闭式吸痰的用物准备

1. 操作者准备　着装整齐，按六步洗手法洗手，戴口罩帽子。

2. 用物准备

（1）负压吸引装置、密闭式吸痰管一套、输液器一副、无菌生理盐水1瓶、听诊器、快速手消毒液、酒精纱布、笔、记录本、医嘱单，也可采用预冲式冲管液，但须断开密闭式吸痰管，感染风险增加，护士的工作量相应增大。

（2）将密闭式吸痰管与患者人工气道和呼吸机相连接，无菌生理盐水通过输液器与密闭式吸痰管的冲洗接头相连。

3. 患者准备　患者取舒适体位（床头抬高30°～45°），床单位整洁，气管插管或气管切开导管固定妥善呈中立位，暂停鼻饲。

4. 环境准备　环境温湿度适宜，安静，安全，限制人员流动，确保足够的操作空间，检查负压大小。

### （三）密闭式吸痰的注意事项

（1）每日更换密闭式吸痰管及冲洗液，在冲洗液瓶和茂菲氏滴管处贴上标签，标明"封闭式吸痰冲洗液"和更换时间。在连接吸痰管时一定要注意无菌操作，避免污染吸痰管内侧。

（2）冲洗吸痰管时注意顺序。冲洗前先持续按住负压控制阀开放负压，再打开冲洗液进行冲洗；冲洗完毕后先关闭冲洗液，再松开负压控制阀，避免冲洗液误入气道。

（3）在吸痰的过程中，左手一定要固定好人工气道导管，避免因吸痰管的牵拉而滑脱或移位。

（4）使用密闭式吸痰管抽吸痰液时，不需要左右旋转吸痰管，因其吸痰管尖端四方均有侧孔。

（5）必要时予以雾化治疗，翻身拍背，使下呼吸道痰液松动。

### 五、体位引流在神经重症患者中的应用

体位引流是指对分泌物的重力引流，应配合使用一些胸部手法治疗，如拍背、振颤等，多能获得明显的临床效果，神经重症患者由于疾病原因大多存在意识不清楚的情况，故咳嗽咳痰能力下降，体位引流非常重要。治疗者可参照 X 线胸片跟踪肺内分泌物的方法，并通过血气分析监测肺内分泌物清除效果，提供氧合的客观数据。主要促进脓痰的排出，使病肺处于高位，其引流支气管的开口向下，促使痰液借重力作用，顺体位引流气管咳出，有助于痰液的引流。其原理是以支气管解剖为基础，将身体摆放于不同位置，病变部位在上，支气管开口处在下，借助重力并辅以各种有效技术促进气道分泌物的排出。

### （一）不同病变肺段的引流体位

见表 2 - 4。

表 2 - 4　不同病变肺段的引流体位

| 病灶部位 | | 引流体位 |
| --- | --- | --- |
| 右上叶 | 尖段 | 坐位、按病灶部位向前、向后或侧向倾斜 |
| | 前段 | 仰卧，右侧稍垫高 |
| | 后段 | 左侧卧位，向腹侧旋转 45° |
| 左上叶 | 尖后段 | 坐位、向前、向右稍倾斜 |
| | 舌段 | 仰卧，胸腹向右旋转 45° |
| 右中叶 | 内、外侧段 | 仰卧，胸腹向左旋转 45° |
| 肺下叶 | 背段 | 俯卧、头低脚高位 |
| | 前基底段 | 仰卧、头低脚高位 |
| | 侧基底段 | 患侧向上侧卧，头低脚高位 |
| | 后基底段 | 俯卧、头低脚高位 |

俯卧位通气为患者在俯卧位情况下接受机械通气支持，是一种提高急性呼吸窘迫综合征（acute respiratory distress syndrome，ARDS）患者氧合的机械通气治疗方法。其理论依据为俯卧位改善了通气/血流比，降低了肺内分流，使胸膜腔压力和各部分肺通气趋向均匀，因而可提高氧合，增加肺容量，减少肺不张区域。此外，俯卧位还有利于分泌物引流和促进呼吸，是一种特殊的体位引流方式。对于血流动力学不稳定、颅内压增高、脊髓损伤和腹部手术患者不宜采取俯卧位通气。俯卧位通气的护理重点是如何翻转患者成俯卧位并维持姿势；保持各种管道固定和通畅；观察患者生命体征和呼吸状况；预防压疮发生。俯卧位通气技术的并发症有导管/引流管移位或堵塞、血流动力学不稳定、面部水肿、压疮、误吸和角膜溃疡。

## （二）体位引流护理要点

每个体位可维持 3~15 分钟，每 4~6 小时执行 1 次引流，痰液量 >25~30ml/d 效果最佳，痰液稀薄是保证引流效果的基础。体位引流的局限：ICU 监测、治疗的引流管道和导线较多，可能引起导管意外脱出，体位引流本身是一种应激因素，可加重患者的呼吸循环负荷，对生命体征不稳定患者有可能导致病情恶化，患者需镇静、保护约束等治疗措施，操作需耗较多人力。

## 六、声门下吸引在神经重症患者中的应用

### （一）套囊管理

现有高容积低张力型、低容积高张力型和自充式泡沫套囊，其中以高容积低张力型最常见。套囊充气技术有压力检测法、固定注气法、手指感觉法、最小漏气技术法、最小闭合容积法。目前推荐采用压力监测法或最小漏气技术法或最小闭合容积法，应根据患者实际情况选择。套囊压力过大会造成气管黏膜毛细血管血流减少或中断而出现黏膜坏死，压力过低则出现误吸和漏气。套囊压力维持在 20~30cmH$_2$O 可以同时避免以上情况发生，因此临床上必须严密监测套囊压力。套囊放气技术尚有许多争议，因放气时容易造成误吸和影响通气，套囊压迫区的黏膜毛细血管血流短时间内难以恢复，在充气时医护人员往往忽视充气容积或压力的调整等，因此现在临床不推荐常规进行。

1. 最小漏气技术法（MLT）　先把套囊注气至听不到气体漏出，然后以每次 0.25~0.5ml 进行套囊放气，直到有少量气体漏出为止。套囊充气后允许不超过 10% 潮气量的气体从套囊与气管壁间的空隙漏出，优点为对气管黏膜压力最小，缺点为可出现误吸，不能维持呼吸末正压（Pulmonary Expiratory End Pressure，PEEP），患者实际吸入潮气量减少。

2. 最小闭合容积法（MOV）　先把套囊注气至无气体漏出，然后 0.25~0.5ml/次进行放气，听到漏气声后向套囊内注气 0.25~0.5ml，无漏气即可。优点为保证潮气量和 PEEP，不易出现误吸。缺点为黏膜要承受一定压力。

### （二）囊上积液管理

文献报道经 X 线检查约 56% 气管插管患者的声门下与气囊之间的间隙有积液存在，大多在 3~15ml 左右。囊上积液主要来源于口咽部分泌物反流，部分来源于口腔护理时使用的液体。囊上积液的存在与呼吸机相关性肺炎密切相关。临床上比较确切有效的清除囊上积液的方法是使用声门下吸引技术，护理注意事项如下。

（1）持续（负压水平 20~30mmHg）或间断（负压水平 100~150mmHg）负压吸引。

（2）每 4 小时监测套囊内压力，维持套囊内压力在 20~30cmH$_2$O。

（3）每 4 小时用 2ml 空气从吸引管注入，确保负压吸引管保持通畅。

（4）没有液体从负压吸引管引出时应检查引流系统，防止气管黏膜堵塞负压引流。

## 七、支气管镜在神经重症患者中的应用

### （一）适应证

1. 诊断应用

（1）可以收集微生物学 + 细胞学标本（支气管肺泡灌洗、保护性毛刷采样和活检）。

（2）查找支气管阻塞的原因（血块、异物、新生物等）。

（3）了解吸入性损伤的程度。

（4）对气管及支气管破裂损伤进行诊断。

2. 治疗应用

（1）对分泌物及误吸胃内容物的清除。

（2）清除管腔阻塞物。当影像学显示肺叶萎陷，无支气管充气征时提示近端阻塞而非实变。

（3）清洗气道。

（4）直接的物理治疗＋生理盐水可以使分泌物松动。

（5）可用球囊直接压迫出血部位。

（6）可以协助完成困难气管插管。

**（二）禁忌证**

（1）凝血功能障碍。

（2）严重低氧血症。

**（三）并发症**

（1）低氧血症：由气管内负压吸引、PEEP 的作用消失、气管内插管的部分梗阻、断开呼吸机以及中断呼吸支持引起。

（2）血流动力学变化，包括血压高、心率加快等。

（3）出血。

（4）肺组织损伤（取活检时发生）。

（王 萍）

# 第五节 误吸

对于昏迷、病情危重、不能经口进食等患者常通过鼻饲给予营养支持以及供给药物，以利疾病的早日康复 但鼻饲可因患者意识改变、置管位置不当、呕吐等因素引起误吸，一旦发生，对患者的健康和生命造成严重后果，并增加了患者的住院天 和住院费用，给患者的家庭和社会带来沉重的负担。因此，预防误吸在鼻饲护理中尤为重要。临床上误吸的预防多从胃管入法、营养液供给方法、量、速度和温度及喂养时患者的体位等方面施行。

## 一、发生误吸的原因

胃排空延迟、吞咽困难、咳嗽、反射减退和昏迷者较易发生误吸，通常在误吸 48h 后就会形成肺炎，重要的致病物质是胃酸和食物等。各 不利因素的影响都会增加误吸发生率，而且往往是多因素共同参与、共同作用的结果。有学者报道，在不同状态下，误吸发生率不同，睡眠状态约为 45%；意识障碍者约为 70%；放置肠内喂养管约为 50%；气管插管约为 50% ～75%。

1. 意识状态改变 处于昏睡、昏迷状态的患者，因咽部感觉迟钝、咳嗽反射减弱或消失、吞咽困难或无力吞咽使胃肠液反流至口腔，从而导致胃肠液体被吸入气管。在 种情况下，误吸的可能性或严重程度都会 大增加，其严重程度与吸入胃肠液的量和质有关。

2. 胃管的影响

（1）胃管移位：鼻饲喂养期间，导管位置移动常见原因为脊髓损伤、鼻胃管滑脱需再放置、更换床单（或洗澡、更衣）、因诊断性检测和治疗而移动患者等因素，均可导致喂养管移位。

（2）胃管留置长度的测量：传统方法测量留置胃管的长度，胃管插入深度为45～55cm，通过抽出少量的胃液或仅能听到气过水声来证明胃管在胃内；按眉心至脐体表标志测量留置胃管长度，插管深度为55～63cm，可使胃管侧孔全部进入胃内。传统法体表留置长度与实际胃管留置长度有一定差距，而眉心至脐体表测量长度与实际胃管留置长度接近。

（3）留置胃管对生理环境的改变：由于鼻咽腔、食管内留有胃管，鼻饲患者原有的消化道生理环境被改变。一方面，异物的刺激使呼吸道和口腔分泌物增加；另一方面，胃管的留置导致食管相对关闭不全和进一步减弱咽反射，使胃内容物易反流至口咽部经气管而误吸入肺。所用导管直径越粗，对食管下端括约肌的扩张开放作用越大，发生胃内容物反流的机会亦相应增加，误吸也更易发生。

3. 呕吐

（1）患者缺乏足够的反射来保护呼吸道，有突然、高压力的胃内容物反流到咽喉部。

（2）呕吐常使胃管移位，甚至可使胃管末端进入食管。这主要与胃内容物过多、扩张或者与胃肠动力减弱有关。

4. 持续输注与间断鼻饲喂养　输注的速度和容量明显影响胃内压力和胃食管反流。有些学者主张以持续滴注代替间断喂养，可减少胃残余量、降低胃内压和食管返流。滴注法匀速地将营养液输入胃肠道，使营养物质与胃肠道充分接触，延长消化吸收的时间，确保营养物质有效地被胃肠道黏膜吸收，防止胃潴留，滴速一般为100～150ml/h。

5. 口腔卫生不良　因口插管刺激口腔及咽喉部黏液分泌，而口腔和牙齿又是致病菌的良好栖息地。而对于长期机械通气的患者，在执行口腔护理时比较困难，有气管内插管或导管松动之虑，在一定程度上增加了误吸发生率。

6. 气管切开与机械通气　气管切开或气管插管是误吸和发生肺炎的危险因素。气管插管时，由于咳嗽、上呼吸道抵御能力下降、咽肌萎缩、吞咽功能障碍等更易诱发误吸。另外，机械通气可增加腹压，也是导致胃内容物反流而致误吸的一个原因。有学者报道，患者机械通气支持每增加1天，吸入性肺炎的发生率就会增加1%。

二、预防和护理

1. 留置胃管前的评估

（1）评估患者颅内压情况：观察患者有无头痛、恶心、呕吐。因置管过程刺激咽部喉上神经引起恶心、呕吐导致脑卒中患者颅内压增高，导致脑疝或呼吸骤停，掌握置管时机非常重要，采用降颅压措施后置管，在生命垂危、生命体征不稳定时应避免置管。

（2）评估患者呼吸道情况：观察患者的呼吸形态、氧饱和度，听诊肺部的痰鸣音。先清理呼吸道，清除口鼻分泌物，吸尽口咽、气管内痰液，提高置管一次成功率，降低置管后的感染率。

2. 胃管的选择　依患者的条件选择胃管的粗细、软硬度、型号，而且尽量使用能长时间放置的材料，以延长更换时间。据观察肥胖患者宜使用稍粗、前端质地较硬的胃管；鼻部畸形、炎症患者宜使用稍细的胃管，有导丝引导及管口塞，以提高置管成功率。研究表明硅胶胃管留置适宜是 21 ~ 30 天，复尔凯鼻胃管患者耐受性良好，留置期可达 90 ~ 180 天。

3. 胃管置入方法　在为患者插管时要注意根据患者的具体情况，采用适宜的置管方法及技巧，以防误入气管或盘折在口腔及在食管内，对于舌后坠患者，可采用侧位拉舌插管法、侧位置胃管方法避免昏迷患者舌后坠引起的插管困难及误吸；对于昏迷及吞咽困难者，可取加大咽部通道弧度的方法，使饲管顺利插入胃内。

4. 确保喂养管位置正确　放置胃管后需检查胃管位置。一些昏迷、咳嗽反射减弱的患者不一定有强烈反应，因此护理人员要注意区别胃管是置入了胃肠道还是呼吸道。X 线摄片是确认胃管位置的最有效方法，传统检查胃管位置的方法有听诊、观察水下气泡、回抽胃内容物等。很多研究报道指出，如果导管较细或较软则不易抽出胃液，所以以单独使用回抽胃内物方法并不可靠。单独使用听诊方法的准确率为 84%，回抽胃内容物的准确率为 50%，测 pH 值法的准确率为 56%。传统床边方法简便易行，有助于了解胃管的位置，但需要认真加以鉴别，防止判断错误。

5. 留置胃管固定　常规固定法是用胶布固定鼻翼两侧及颊部。用宽 3M 透明胶布撕成 Y 型，从鼻根至鼻尖处，粘贴鼻旁，另两端螺旋绕于胃管上，但胶布黏性易受气候、时间、患者活动度、胃管上的清洁度等因素影响。也可用绷带在患者鼻孔处的胃管上打 2 个外科结，形成一个"8"字形，两圈并拢，套在胃管上抽紧，牢固固定胃管，然后经耳廓上缘绕过枕后在面颊部打一个活结，松紧度能伸进两手指为宜。以鼻胃管刻度线为标准，观察滑脱情况，可以及早发现胃管的移位。

6. 管饲前准备　灌注营养液前应吸尽气道内痰液、分泌物，在鼻饲后 1h 内尽量不吸痰，若需翻身、拍背及体位排痰者应在管饲前进行，以免因体位、吸痰及其他刺激引起反流及呕吐造成误吸。机械通气患者气囊放气应安排在管饲前 15min 进行。操作前应洗手，鼻饲用具清洁消毒，鼻饲现备现用，预防肠道感染。

7. 患者的体位　采取不同床头角度观察发现，床头角度 < 30° 比床头角度 ≥ 30° ~ 35° 发生呛咳显著增高。证实床头角度 ≥ 30° ~ 35° 是安全顺利鼻饲的体位，此体位可以避免呛咳、呕吐等情况的发生，对预防误吸有重要意义。所以肠内营养时主张把床头抬高 30° ~ 40° 角或取半坐卧位。灌注完毕后维持体位 30 ~ 60min，防止因体位过低食物逆流发生误吸。机械通气患者的鼻饲情况，发现仰卧位患者肺炎的发生率为 34%，比半卧位患者高出 8%，仰卧的时间越长，误吸的发生率越高。研究发现，抬高床头 30° ~ 45° 以减少误吸的危险是合理的，如果病情允许，应将患者床头抬高，这是一种简单、经济的方法。

8. 鼻胃管灌注护理　每次注食前应准确无误地判断胃管是否在胃内，每次灌注流质饮食前后用适量温开水冲洗管道。操作者调整好"四度"，即温度（38 ~ 40℃）、速度（30ml/min）、浓度、床头高度（35° ~ 40°），以患者能耐受为宜。置管后 24h 用 50ml 注射器灌注流质饮食，首先灌注约 50ml，如患者无不适感，则可 2h 灌注 1 次，并逐渐增至 200ml 左右。对于颅脑损伤昏迷患者，开始每天供给量为 1 000ml，逐渐增加至 2 000 ~ 2 500ml，分 4 ~ 6 次平均灌入，每次 30 ~ 60min 注完，灌注时应选择高蛋白、高糖、低脂肪、易消化流质饮食，如牛奶、豆浆、鱼汤、肉汤、新鲜果汁、菜汁等。

9. 及时清除口腔内分泌物　误吸入气道的物质有 3 种：口咽细菌、微粒物质或酸性胃内容物。将口腔、咽部分泌物中的细菌误吸入气道是老年人感染吸入性肺炎的重要危险因素，护理人员及时清除口腔内的分泌物、做好口腔护理对于预防肺炎十分必要。

10. 气管切开、气管内插管患者　对气管切开的患者单靠小容量喂饲或小管径喂饲并不能防止误吸，气管套管上气囊不要充气，套管气囊充气后刺激气管可引起剧烈呛咳。每次鼻饲前均需验证胃管位置正确，应定时吸引，保持呼吸通畅，吸痰管插入不宜过深，以防刺激气管发生呛咳，吸痰动作要轻柔，尽量减少刺激。情况允许时，可在停止鼻饲一段时间后再吸引。

11. 及时发现误吸　大量胃内容物误吸可导致窒息，少量误吸可引起吸入性肺炎，表现为呕吐、剧烈咳嗽后有呼吸加快，每分钟大于 18 次，胸部 X 线片示有新的渗出阴影，体温高于 38 ℃。创伤后昏迷患者往往无咳嗽等症状，不易发现误吸。长期卧床患者根据情况鼓励或协助其做主动或被动活动，促进胃肠蠕动，减轻胃潴留；有胃潴留、恶心、呕吐者，停止喂养，胃负压引流，并酌情给予吗丁啉、灭吐灵等胃动力药；气管插管或气管切开患者，在管饲过程中或管饲后出现气道分泌物增多、或出现咳嗽、呼吸困难加重者，应警惕误入气管的可能，一旦发生误吸，立即吸除气道内吸入物，同时协助患者取右侧卧位，头部放低，抽吸胃内容物，防止进一步反流和肺吸入。采用多种方法判断误吸的发生，以便及时发现并尽早治疗。

12. 做好患者及家属的心理护理和健康教育　护士应做好患者及家属的心理疏导工作，尊重、关心、爱护患者，了解患者及家属的感受，在放置鼻胃管之前先讲解放置的目的、方法、时间，在放置过程中可能出现的一些异常症状及后果、放置鼻胃管后的护理，使患者及家属对鼻胃管置管有一个全面的了解，以减少紧张、恐惧和不安，提高患者及家属的合作意识。误吸的患者生活自理能力差，长期需要人照顾，亲属由于各方面的原因不能顾及，因而有 59.2% 由非亲属照顾，受到照顾者的文化背景、整体素质、相关护理知识以及对患者的关心程度等多方面的制约。对照顾者进行健康宣教和管理是整体护理的一项重要内容，护理中应根据不同个体发生误吸的主要危险因素加强教育和指导。

总之，重视对鼻饲患者发生误吸的研究，及时找出误吸的原因并制定相应的救护措施，对救治患者有着极其重要的意义。经过医护人员近年来的努力，这方面的研究有了一定进展，取得了较多成果，收到了积极效果，但由于患者病情的复杂性和多样性，对于误吸的原因及预防也存在着不同的认识和观点，需要作更多的研究，也需要在临床护理工作中继续给予关注。

（綦　瑶　熊莲莲）

# 第六节　窒息

## 一、评估和观察要点

（1）密切观察有无痰液、咯血或误吸致窒息的先兆。

（2）观察生命体征、神志、瞳孔、面色、唇色的变化，如发生窒息表现为呼吸困难，口唇、颜面青紫，心跳加快而微弱，患者处于昏迷或者半昏迷状态，紫绀明显，呼吸逐渐变慢而微弱，继而不规则，到呼吸停止，心跳随之减慢而停止。瞳孔散大，对光反射消失。

## 二、护理要点

立即清除呼吸道堵塞，使患者尽早脱离缺氧状态。

（1）经口、鼻腔机械吸痰，清除口腔内异物，同时刺激咽部咳嗽反射，有利于异物清除，如患者呼吸突然停止，应用环甲膜穿刺建立紧急人工气道。

（2）必要时行气管插管或切开及纤支镜，有利于堵塞物得到迅速彻底的清除，建立起有效的呼吸道。

（3）抢救时应充分高流量给氧，直到缺氧状态缓解后调节氧流量。

## 三、指导要点

（1）保持病室清洁、干净、整洁，消除患者恐惧心理，做好心理护理。

（2）对痰液粘稠且不易咳出患者，要做好呼吸道湿滑化，翻身拍背及体位引流。

（3）鼓励患者多饮水及多食营养丰富、富含纤维素的食物。

（4）对存在有误吸风险的患者应缓慢喂食，必要予以胃管鼻饲。

## 四、注意事项

（1）指导患者进行有效的咳嗽训练。

（2）保持呼吸道通畅，预防感染。

（3）严格按照医嘱给予药物治疗。

（4）做好心理护理，减轻患者的焦虑和不安，做好与家属的沟通。

（李　燕　杨兴娥）

# 第三章

# 神经急危重症患者的皮肤管理

## 第一节 压疮

### 一、国际压疮分期

近年来，国内外对压疮相关概念提出了许多新的理解和看法，2016 年 4 月美国国家压疮咨询小组（National Pressure Ulcer Advisory Panel，NPUAP）对压疮的定义及分期进行了重新的界定。2016 年最新压疮指南将压疮更名为压力性损伤（pressure injur）。指出其是发生在皮肤和（或）潜在皮下软组织的局限性损伤，通常发生在骨隆突处或皮肤与医疗设备接触处。该压力性损伤可表现为局部组织受损但表皮完整或开放性溃疡，并可能伴有疼痛。剧烈和（或）长期的压力或压力联合剪切力可导致压力性损伤出现。皮下软组织对压力和剪切力的耐受性可能会受到微环境、营养、灌注、并发症和软组织条件的影响。

### （一）压力性损伤最新分期的定义

1. 1 期压力性损伤　指压时红斑不会消失，局部组织表皮完整，出现非苍白发红，深肤色人群可能会出现不同的表现。局部呈现出的红斑、感觉、温度和硬度变化可能会先于视觉的变化。颜色变化不包括紫色或褐红色变色，若出现这些颜色变化则表明可能存在深部组织损伤。

2. 2 期压力性损伤　部分真皮层缺损，伤口床有活力，基底面呈粉红色或红色，潮湿，可能呈现完整或破裂的血清性水疱，但不暴露脂肪层和更深的组织，不存在肉芽组织、腐肉和焦痂。在不良的环境中，骶尾骨、足跟等处受剪切力的影响通常会导致 2 期压力性损伤。该期应与潮湿相关性皮肤损伤如尿失禁性皮炎、擦伤性皮炎、医用胶粘剂相关的皮肤损伤或创伤性伤口（皮肤撕裂、烧伤、擦伤）鉴别。

3. 3 期压力性损伤　皮肤全层缺损，溃疡面可呈现皮下脂肪组织和肉芽组织伤口边缘卷边（上皮内卷）现象；可能存在腐肉和（或）焦痂；深度按解剖位置而异：皮下脂肪较多的部位可能呈现较深的创面，在无皮下脂肪组织的部位（包括鼻梁、耳廓、枕部和踝部）则呈现为表浅的创面；潜行和窦道也可能存在；但不暴露筋膜、肌肉、肌腱、韧带、软骨和骨。如果腐肉或坏死组织掩盖了组织缺损的程度，即出现不可分期的压力性损伤。

4. 4 期压力性损伤　全层皮肤和组织的缺损，溃疡面暴露筋膜、肌肉、肌腱、韧带、软骨或骨溃疡。伤口床可见腐肉或焦痂。上皮内卷，潜行，窦道经常可见。深度按解剖位置而异。如果腐肉或坏死组织掩盖了组织缺损的程度，即出现不可分期的压力性损伤。

5. 不可分期的压力性损伤　全层组织被掩盖和组织缺损。全层皮肤和组织缺损，其表面的腐肉或焦痂掩盖了组织损伤的程度，一旦腐肉和坏死组织去除后，将会呈现 3 期或 4 期压力性损伤。在缺血性肢体或足跟存在不明确分期的压力性损伤，当焦痂干燥、附着（贴壁）、完整、无红斑或波动感时不应将其去除。

6. 深部组织压力性损伤　皮肤局部出现持久性非苍白性发红、褐红色或紫色，或表皮分离后出现暗红色伤口床或充血性水疱，颜色发生改变前往往会有疼痛和温度变化。深肤色人群中变色可能会有不同。在骨隆突处强烈的压力和（或）持续的压力和剪切力会致使该损伤的出现。伤口可能会迅速发展，呈现真正的组织损伤，经过处理后或可能无组织损伤。如果出现坏死组织、皮下组织、肉芽组织、筋膜、肌肉或其他潜在结构，说明这是全皮层的压力性损伤（不可分期、3 期或 4 期）。该分期不可用于描述血管、创伤、神经性伤口或皮肤病。

（二）新指南将黏膜压力性损伤和设备相关压力性损伤纳入了压力性损伤的范畴

1. 医疗器械相关性压力性损伤　该概念描述了损伤的原因。医疗器械相关性压力性损伤，是指由于使用用于诊断或治疗的医疗器械而导致的压力性损伤，损伤部位形状与医疗器械形状一致。这一类损伤可以根据上述压疮分期系统。

2. 黏膜压力性损伤　由于使用医疗器械导致相应部位黏膜出现的压力性损伤。由于这些损伤组织的解剖特点，这一类损伤无法进行分期。

## 二、压疮的风险评估工具

预防压疮首先要正确评估患者，通过积极主动的评估，对患者的全身情况、压疮发生的相关因素进行综合分析并实施针对性护理，是预防压疮的关键。近年来，国际上有很多有效的压疮危险评估工具，决定使用哪种评估工具非常具有挑战性。在做决策的过程中，应该查阅每个量表的信度（一致性）和效度（准确性）。由于有大量的临床研究证明其信度和效度，欧洲压疮咨询小组（European Pressure Ulcer Advisory Panel，EPUAP）和美国 NPUAP 认为 Norton 量表、Braden 量表和 Waterlow 量表适合进行压疮风险评估。

（一）Braden 评分法

这是目前世界上最广泛用于预测压疮发生的一种方法，它将压疮发生的危险因素分为 6 类：活动能力（身体活动程度）、移动能力（改变和控制体位的能力）、摩擦力与剪切力、感觉、潮湿和营养。其评分总分范围 6～23 分，分值越少，患者器官功能越差，发生压疮的危险性越高。世界上许多医疗机构采用 Braden 评分法针对危险因素采取措施预防压疮，使压疮的发生率下降 50%～60%。评估表见表 3-1。

## 表 3-1 Braden 压疮危险预测表（1988 年）

| 感受力（能有意义地反映出与压力相关的不适） | 1分 完全受限<br>A 对疼痛刺激无反应包括呻吟、退缩或抓握的反应。可能由于使用镇静药物或意识改变。B 身体绝大部分体表无法知觉到疼痛刺激 | 2分 重度受限<br>A 仅对疼痛刺激有反应，仅表现为呻吟或不安，不能用其他方式表达不适。B 全身有1/2以上的体表无法知觉到不适或疼痛刺激 | 3分 轻度受限<br>A 对言语性指令有反应，但总是不能够表达不适。B 1~2个肢体无法知觉到不适或疼痛刺激 | 4分 无缺陷<br>对言语性指令有反应（无感觉障碍），对不适与疼痛刺激的知觉能力正常（无缺陷） |
|---|---|---|---|---|
| 湿度（皮肤潮湿程度） | 1分 经常潮湿<br>由于出汗、尿液等，皮肤几乎一直处于潮湿状态。患者每次被移动或转身均被检测出是潮湿的 | 2分 潮湿<br>皮肤时常是潮湿的，每班至少更换床单1次 | 3分 偶尔潮湿<br>皮肤偶尔潮湿，要求约1d更换床单1次 | 4分 极少潮湿<br>皮肤通常是干燥的，依照常规更换床单即可 |
| 活动能力（身体活动程度） | 1分<br>活动范围限制在床上 | 2分 能坐起<br>行走能力严重受限或丧失，不能支撑自身体重或依靠椅子或轮椅 | 3分 偶尔步行<br>在搀扶或不搀扶下偶尔可步行极短距离，多数移动是在床上或椅子上 | 4分 正常步行<br>一日最少2次户外步行。在户内最少每日步行2小时 |
| 移动能力（控制或改变姿势的能力） | 1分 固定不动<br>没有帮助的情况下，身体姿势不能做轻微的改变 | 2分 重度受限<br>对身体位置能做偶尔有限的改变，但不能独立做频繁、有效的变动 | 3分 轻度受限<br>能独立频繁地做身体位置的轻微变动 | 4分 不受限<br>能独自频繁有效地改变身体位置 |
| 营养（日常食物摄入模式） | 1分 非常缺乏<br>从不吃下完整的一餐，极少摄入超过供给食量的1/3。每日摄入2次少量蛋白质（肉或乳制品），几乎不食水果，不摄入流质饮食 | 2分 不足<br>极少吃下完整的一餐或仅摄入日常量的1/2。每日蛋白质的摄取仅有3次的肉或乳制品。偶尔摄入规定食量或摄入少于正常量的流质或管饲食物 | 3分充足<br>每餐摄入超过一半，每日摄取4次蛋白质供给（肉和乳制品）。偶尔会拒绝进餐，但通常能摄入供给量。或者管饲或TPN患者有更多的营养需要 | 4分 极好<br>每餐摄入大部分食物，从不拒绝进餐。通常摄入4次或更多的蛋白质供应量（肉和孔制品）。偶尔在两正常餐之间进食，不需额外补充 |
| 摩擦力和剪切力 | 1分 问题<br>患者移动需要最大的援助，且无法将身体完全抬起，在床单上不滑动，卧床或坐位，常会下滑，需要极大的协助以调整姿势。痉挛或烦躁不安导致患者皮肤不断受到摩擦 | 2分 潜在问题<br>微弱地移动或要求最小的援助，移动过程中，皮肤可能在坐椅、床单或约束带等设备上出现一些的滑动。大部分在床或坐椅上保持相对良好的位置（除了偶尔的滑动） | 3分 无明显问题<br>能独立在床上或坐椅上移动，具有足够的力量在移动中抬起身体。任何时候都可以在床上或坐椅上保持良好的姿势 | |

注：评分标准最高23分，最低6分，12~16分危险，<12分高度危险。

## （二）Norton 评分法

这也是公认的一种对预测压疮有价值的方法，它是在研究如何预防老年患者发生压疮时而提出的，所以特别适用于评估老年患者。其将压疮危险因素分为 5 种身体状况、精神状况、活动情况、运动性、粪尿失禁。当患者积分≤14 分时，提示易患压疮。这 5 种参数中，尤以大小便失禁评分的指示性好。但此表的不足之处是有些指标含糊，主观性强，缺乏客观标准，如一般状况好、一般、差、很差，移动能力轻度受限、非常受限，无明确的客观量化判定标准。评估表见表 3 - 2。

**表 3 - 2　Norton 压疮危险评估表（1962 年）**

| 身体状况 | 精神状况 | 活动力 | 移动力 | 失禁的情况 |
| --- | --- | --- | --- | --- |
| 良好 4 | 灵活的 4 | 走动的 4 | 完全自主 4 | 无 4 |
| 尚好 3 | 冷漠的 3 | 需协助的 3 | 有些限制 3 | 有时 3 |
| 瘦弱 2 | 混乱的 2 | 约束在轮椅上 2 | 非常受限 2 | 常常尿失禁 2 |
| 非常差 1 | 麻木 1 | 卧床不起的 1 | 难以动弹 1 | 双重失禁 1 |

注：总分是 20 分，评估值 12～14 分中度危险，12 分以下高度危险。

## （三）Waterlow 评分法

此评分表详细，包括了人的身体指数、皮肤类型、性别、年龄、组织营养状况、大小便失禁情况、活动情况、食欲、外科手术/创伤、药物、营养缺乏情况等。10 + 分危险；15 + 分高度危险；20 + 分非常危险。评估表见表 3 - 3。

**表 3 - 3　Waterlow 压疮危险评分表（1988）**

| 类别 | 内容 | 分数 | 类别 | 内容 | 分数 |
| --- | --- | --- | --- | --- | --- |
| 体形、体重 | 中等 | 0 | 组织营养 | 恶液质 | 8 |
| 与身高 | 超过中等 | 1 | 不良 | 心衰 | 5 |
| | 肥胖 | 2 | | 外周血管病 | 5 |
| | 低于中等 | 3 | | 贫血 | 2 |
| | | | | 抽烟 | 1 |
| 皮肤类型和 | 健康 | 0 | 性别和 | 男 | 1 |
| 可见面积 | 组织苍白 | 1 | 年龄 | 女 | 2 |
| | 干燥 | 1 | | 14～49 | 1 |
| | 水肿 | 1 | | 50～64 | 2 |
| | 潮湿 | 1 | | 65～74 | 3 |
| | 颜色差 | 2 | | 75～80 | 4 |
| | 裂开/红斑 | 3 | | 81～ | 5 |
| 运动性 | 完全 | 0 | 食欲 | 中等 | 0 |
| | 烦躁不安 | 1 | | 差 | 1 |
| | 冷漠的 | 2 | | 鼻饲 | 2 |
| | 限制的 | 3 | | 流质 | 2 |
| | 迟钝 | 4 | | 禁食 | 3 |
| | 固定 | 5 | | 厌食 | 3 |

| 类别 | 内容 | 分数 | 类别 | 内容 | 分数 |
|------|------|------|------|------|------|
| 控便能力 | 完全控制 | 0 | 大手术/ | 腰以下/脊椎 | 5 |
|  | 偶失禁 | 1 | 创伤 | 手术时间 | 5 |
|  | 尿/大便失禁 | 2 |  | >2 小时 |  |
|  | 大小便失禁 | 3 |  |  |  |
| 营养缺乏 | 糖尿病/截瘫 | 4~6 | 药物治疗 | 类固醇、细胞毒性药、大剂量消炎药 | 4 |

### 三、压疮预防措施

重症神经患者常常病情危重，意识障碍，严重的肢体活动障碍，长期卧床不起，不能自行翻身，因此压疮的发生率高，是护理工作中较为棘手的问题。压疮一旦发生，会对患者及其家庭乃至社会产生不利影响，因而压疮的预防尤为重要。预防压疮应包括以下几点：识别压疮高危人群，保持皮肤完整性，治疗引起压疮的潜在原因，减少组织受压，重视患者整体情况，告知患者及家属压疮的基本知识。

#### （一）风险因素评估

压疮风险评估是预防压疮的第一步。国内外学者一致认为，对患者进行全面科学的压疮风险评估是降低压疮发生率的关键。应尽快进行结构化风险评估（入院后 8 小时内）以识别有压疮风险患者，根据其敏感程度尽可能多地重复进行风险评估，特别是病情有显著变化时要进行风险评估。对于存在压疮风险的患者，尽快进行全面的皮肤评估（入院后 8 小时内），且作为每次风险评估的组成部分，持续进行评估，记录所有的风险评估。对有压疮风险的患者制订并实施基于风险的预防计划，但不可仅依赖风险评估工具总分，还应查看风险评估工具分量表得分及其他风险因素以指导制订基于风险的预防计划。

#### （二）保持皮肤的完整性

保持皮肤完整是预防压疮的重要环节。流行病学研究发现，皮肤状态的改变（包括皮肤干燥和压疮存在）被一致认为是新发压疮的危险因素。护士应根据患者的年龄、病情、皮肤情况为患者制定预防性皮肤护理，包括尽可能避免为患者安置使红斑区域受压的体位，使用 pH 平衡的皮肤清洗剂保持皮肤清洁干燥，不可按摩或用力擦洗有压疮风险的皮肤，制订并实施个体化的失禁管理计划，使用隔离产品使皮肤避免暴露在过度潮湿的环境及考虑使用润肤剂使干燥皮肤保持湿润，以降低压疮的风险。

#### （三）缓解或移除压力源

间歇性解除压力是有效预防压疮的关键。在形成压疮的多项因素中，局部组织长期受压是致病的关键。因此，避免或减少压力对组织的损坏是预防压疮最为有效的护理措施。

1. 体位变换是预防高危患者发生压疮必不可少的措施　适时的体位变换是最基本、最简单而有效地解除压力的方法。而体位变换的频率，不仅要考虑到正在使用的压力再分布支撑面，还要根据患者的组织耐受度、活动及移动能力、总体医疗状况、全部治疗目标、皮肤状况和舒适度等来确定。因此，医务人员应针对每一位患者的具体情况制订个体化的体位变换时间表。

2. 注意保护患者的骨隆突及支撑区　预防压疮的一个重要环节就是选择一种合适的起压力缓解作用的器具。使用定位器材如软枕、棉垫等将压疮容易发生的位置和支撑区隔开，身体空隙加软枕支托，以加大支撑面，减少对身体某个部位的压强；避免使用环状器材，因为这将产生更多的压力；使用减压工具如可采用能减轻组织压力或使软组织交替承受压力的器械。

迄今为止减压的器材已有多种，国内使用的以经济价廉为主，如海绵式褥疮垫、自制水床、脉冲式充气床垫、喷气式床垫、防压疮床、抗菌防臭布等防压疮发生。用喷气式气垫床可防止剪切力。国外现多使用明胶床垫、交替压力床垫。不宜使用圈状垫如在保护骨突出处和受压部位采用的是橡皮圈和棉圈，使压力分布在圈状物衬垫的皮肤组织上，导致单位面积上组织压力增大，使发生压疮的部位及周围组织血液循环相对不足，营养缺乏而延误压疮部位的修复及易发生新的压疮。

3. 避免对局部发红皮肤进行按摩　软组织受压变红是正常保护性反应，由氧气供应不足引起，通常受压引起的充血使局部尚能保持 $1/2 \sim 3/4$ 有血液供应，连续仰卧 1h 受压部位变红，更换后一般可以在 $30 \sim 40$ 分钟内褪色，不会使软组织受损，所以无需按摩。如果持续发红则表明软组织已受损，此时按摩可能刺激过度血流并对易碎组织产生破坏，导致严重损伤。骶尾部因二便失禁皮肤变软，轻微的摩擦或按摩会进一步加剧皮下组织的损伤。尸检结果表明，凡经过按摩的局部软组织显示浸渍和变性，未经过按摩的无此种现象。

（四）避免出现剪切力

当床头抬高 30° 时就会发生剪切力和骶部受压，因此，临床指导患者半坐卧位最好不超过 30° 角，并注意不超过半小时。

（五）减轻皮肤摩擦

保持床单清洁、平整、无皱褶、无渣屑，减少其对局部的摩擦。使用提式床单帮助患者在床上移动对减轻皮肤摩擦十分有效，它使皮肤与床单之间无移动，而是通过床单与褥子之间的移动变换患者体位。避免护士移动患者过程中可能发生的皮肤擦伤。使用保护膜（如透明薄膜）可减少皮肤的摩擦力。

（六）营养

营养不良是压疮发生的危险因素，保持健康均衡的饮食和适当的液体摄入是压疮的预防中绝对不可忽视的问题。对每个有压疮风险或有压疮的患者使用有效而可靠的筛查工具进行营养状态筛查，包括收入医疗机构时、当病情发生明显变化时和（或）当压疮无愈合征象时，经筛查有营养不良风险者及存在压疮者，将其转诊给注册营养师或跨学科营养团队，进行全面营养评估。美国 AHCPR 的指南指出，血清白蛋白水平低于 35g/L、总淋巴细胞数少于 $1.8 \times 10^9$/L 或体重减少超过 15% 即可认为存在明显的营养不良。有营养风险、有压疮风险的成年患者，若饮食摄入量无法满足营养需要，还要向其提供高卡路里、高蛋白的营养补充剂。只要胃肠消化功能好，可不计喂food次数，尽可能通过消化道提供足够的营养。进食困难者可鼻饲要素膳或行静脉高营养，以改善全身营养状况，增强机体抵抗力。

（七）培训教育

培训教育是成功预防压疮的关键所在。卫生从业者需接受过有关压疮预防与治疗的定期培训，并向患者及其照护者提供当前版本的压疮预防与治疗的相关信息，患者及其照护者与医疗团队一起工作，以制定个体化的压疮预防及控制规划，确认有关"如何应对自己的压疮"的具体问题。

（八）压疮预防的新方法

1. 微环境控制　选择支撑面时，要考虑其控制湿度和温度的能力；同时，不要将热装置（如热水瓶、加热毯、电褥子等）直接放在皮肤表面上或压疮上。

2. 预防性敷料　在经常受摩擦力与剪切力的骨隆突处使用聚氨酯泡沫敷料预防压疮，选择预防性敷料时要考虑：①控制微环境的能力；②贴敷及移除的容易程度；③可定期评估皮肤的特性；④适合解剖部位的贴敷；⑤合适的尺寸。但强调使用预防性敷料时，必须继续使用其他压疮预防措施。每次更换敷料时或至少每日评估皮肤有无压疮形成迹象，并证实目前的预防性敷料应用策略是合适的。若预防性敷料破损、错位、松动或过湿时，予以更换。

3. 纤维织物和纺织物　考虑使用丝质面料而非棉质或混纺面料来降低剪切力与摩擦力。

4. 使用肌肉电刺激来预防压疮　对于脊髓损伤患者，可考虑在有压疮风险的解剖部位使用电刺激。

综上所述，良好的护理始终是防止压疮发生的前提，充分了解患者的皮肤特点，掌握患者尤其长期卧床或坐轮椅的患者发生压疮的危险因素，有利于临床护士更好地制定有针对性和有效可行的预防措施，有效地预防压疮的发生，从而减轻患者的痛苦，节省医疗费用。

## 四、不同分期压疮的护理措施

压疮护理要根据压疮的分期采取不同的护理措施，以防止压疮进一步加重，促进愈合。伤口部位的减压对于愈合非常重要，无论何种分期均应尽量避免伤口部位受压，通过减压可以改善局部血液供应状态，因此无论使用任何器械和敷料，翻身均是不可省略的。

（一）1期压力性损伤

1. 护理原则　1期压力性损伤治疗在压疮的转归中起至关重要的作用，压疮一旦形成溃破，就容易形成难以愈合的溃疡疮面。若早期压疮判断准确，并采取了正确的治疗措施，使压疮逆转，就可减轻患者的痛苦和不便。所以此期压疮护理原则为防止损伤进一步加重、加深，同时注意预防其他部位的压疮发生。

2. 护理措施

（1）防止局部继续受压，增加翻身次数。

（2）使用大于病变面积 2~3cm 的水胶体敷料进行皮肤保护，使用水胶体敷料可以使伤口处的氧分压在从 150mmHg 降至 25mmHg，在这一低的氧分压情况下，血管形成加速。血管形成后，创面的供血、供氧增加，氧分压增加，从而又促进肉芽组织的形成，以促进淤血吸收，硬结软化。水胶体敷料遇水或油时黏性会下降，在粘贴敷料之前需用生理盐水清洗局部皮肤并擦干。使用水胶体敷料之后，应该每日观察敷料变色情况，及时更换。

（二）2期压力性损伤

1. 护理原则　2期压力性损伤时局部皮肤呈紫红色，皮下产生硬结，皮肤因水肿而变薄，可出现水疱，极易破溃，临床上较多地表现为较浅的火山口型的表皮破损或有水疱形成。干燥的伤口环境易使细胞脱水，明显阻碍伤口的上皮化形成，从而延缓了愈合的时间。

所以此期压疮护理原则为促进上皮爬行，保护新生上皮组织，预防感染。

2. 护理措施

（1）防止局部继续受压，增加翻身次数。

（2）对于直径小于2cm未破的小水疱应减少摩擦，防感染，可任其自行吸收，也可覆盖水胶体敷料。水胶体敷料能阻挡创面水分散发，起到类似皮肤角质层的作用，为创面提供了一个湿润的愈合环境。同时具有防菌和防水作用的半通透膜，能够温和地附着于伤口周围皮肤，不粘连，减轻对新生肉芽组织的损伤，减少出血和疼痛，使表皮细胞能够更好地繁衍、移生和爬行，从而缩短了愈合时间。对于直径大于2cm的水疱，可以局部消毒后用5号小针头穿刺并抽吸出液体，表面覆盖水胶体敷料，密切观察渗液情况。如果水疱内再次出现较多液体，可在敷料外消毒后直接抽吸，敷料可以3~7日更换一次。

（3）由于压疮表面通常为无腐肉的红色和粉红色基底的浅层溃疡，可根据渗液情况选择合适的敷料。如果渗液较少可选择水胶体敷料，但是要密切观察敷料的颜色，当水胶体敷料变色扩展至距敷料边缘1cm时，提示应及时更换。如果渗出液较多，可选择泡沫敷料，根据渗出3~5日更换一次。

（三）3期压力性损伤

1. 护理原则　3期压力性损伤常常会继发感染，因此在治疗过程中，应该尽量的清除腐肉，减少死腔发生，促进肉芽组织生长，同时应该预防并控制感染。

2. 护理措施

（1）局部受压，增加翻身次数。

（2）全身支持治疗，保证患者的营养状况，尤其是低蛋白血症的患者，一定及时纠正低蛋白状况，促进伤口的愈合。

（3）用生理盐水清洗伤口。然后使用清创胶，可以使创面湿润，软化坏死、腐肉组织和组织碎片，促进自溶性清创，从而加速肉芽组织生长。当腐肉较多、较深时，必要情况下可以选择外科清创。

（4）当伤口床变为红色后，可使用藻酸盐敷料进行填充，然后覆盖泡沫敷料。藻酸盐敷料可以吸收伤口渗出液，与渗液发生离子交换，在创口表面形成一层稳定的网状凝胶。为伤口营造一个微酸、低氧、湿润的利于组织生长的微环境。这种伤口环境促进生长因子释放，刺激细胞增殖，提高表皮细胞的再生能力和细胞移动，促进伤口愈合。除此之外，还可以抑制细菌生长，有效保护神经末梢，避免外界刺激，减少伤口疼痛。

（5）当伤口创面细菌培养为阳性时，应选择银离子敷料抗感染并外敷泡沫敷料。银离子敷料可以持续释放银离子，有效长达7日，银离子通过阻断微生物的呼吸链、损伤细胞膜功能、抑制细胞内RNA和DNA的执行，对包括细菌、真菌在内的各种病原菌产生杀菌作用，并减轻伤口组织的炎症反应，促进伤口愈合。

（6）当有窦道潜行时，应该评估窦道的范围及深度，然后使用藻酸盐敷料或高渗盐敷料进行填充或充分引流，填充时应该接触到窦道的基底部，但不可以紧密填塞。使用高渗盐敷料每日需要更换，藻酸盐敷料2~3日更换一次。

（四）4期压力性损伤

1. 护理原则　4期压力性损伤伤口往往伴有骨骼、肌腱或肌肉的暴露，伤口床可能会部分覆盖腐肉或焦痂，常常会有潜行和窦道，可能深及肌肉或支撑组织。处理原则为清除焦痂和腐肉，保护暴露的骨骼、肌腱或肌肉，减少死腔发生，预防并控制感染。

2. 护理措施

（1）局部减压，增加翻身次数。

（2）全身支持治疗，保证患者的营养状况，尤其是低蛋白血症的患者，一定及时纠正低蛋白状况，促进伤口的愈合。

（3）使用外科清创法清除焦痂和腐肉，在骨骼、肌腱和肌肉暴露部位使用清创胶保湿。

（4）当肉芽组织生长良好，包围骨骼、肌腱后，可以按照 3 期压力性损伤的第 4、5、6 步骤进行处理。

（五）深部组织压力性损伤

1. 护理原则　深部组织压力性损伤局部皮肤完整但可出现颜色改变如紫色或褐红色，或导致充血的水疱，与周围组织比较，这些受损区域的软组织可能有疼痛、硬块、有黏糊状渗出、潮湿、发热或冰冷。可能会发展为一层薄的焦痂覆盖，也可能会快速发展成为深层组织的破溃。因此其护理的主要原则为保护皮肤，观察发展趋势。

2. 护理措施

（1）完全进行减压。

（2）无血疱、黑硬者，选择大于病变面积 2～3cm 的溃疡贴或透明贴，促进淤血吸收，软化硬结。有血疱、黑软者，首先应该用无菌操作剪开疱皮，彻底引流，使用泡沫敷料保护，促进愈合。

（3）密切观察发展趋势，好转者可 2～3 日更换敷料，如果恶化可以根据Ⅲ～Ⅳ期压疮护理原则处理。

（六）不可分期的压力性损伤

1. 护理原则　不可分期的压力性损伤全皮层缺损，伤口被腐肉或焦痂覆盖，只有彻底清创后才能测量伤口的真正深度，否则无法分期。

2. 护理措施

（1）局部减压，全身营养支持，必要时给予患者止痛。

（2）综合评估患者的全身情况，在病情允许情况下用生理盐水清洗伤口，使用外科清创去除焦痂和腐肉。对于难切除的焦痂和腐肉，可用无菌刀片在表面划痕后使用清创胶，外敷泡沫敷料。

（3）待坏死组织完全清除后，确定压疮的分期，再制订下一步的治疗方案。

（4）对是对于踝部或足跟部稳定的焦痂，相当于身体的自然屏障，不应去除。

## 五、物理疗法在压疮中的应用效果

压疮是全身、局部因素综合作用所引起的变性、坏死的病理过程。因此要积极预防，采取局部治疗为主，全身治疗为辅的综合防治措施。同时，临床上也可配合一些不同的物理疗法，以促进伤口的愈合，缩短伤口的愈合时间，减轻患者的痛苦和经济负担。

（一）气垫床疗法

可有效改善受压部位血液循环，避免皮肤摩擦，垫上的凹槽可使皮肤周围空气保持流通，有利于皮肤干燥。

## （二）氧疗

利用纯氧抑制创面厌氧菌的生长，提高创面组织中氧的供应量，改善局部组织代谢，对创面的冲击作用可使毛细血管扩张，促进血液循环，将氧气直接吹于压疮创面上，形成薄痂，利于愈合。

## （三）紫外线光疗法

小剂量紫外线通过直接杀菌作用，刺激损伤部分细胞释放出刺激生长因子及加强正常细胞的代谢功能，从而达到促进创面愈合的目的。

大剂量紫外线照射可通过强红斑量反应控制感染，促进坏死组织蛋白质分解脱落，达到创面清洁，使创面炎症反应减轻，分泌物减少，从而促进创面愈合。

## （四）激光治疗

低能量氦氖激光照射，具有良好的抗炎和组织修复功能，可扩张血管，改善微循环，提高红细胞携氧量，消除炎性产物，促进细胞和体液免疫功能，刺激巨噬细胞的吞噬能力和肉芽组织的新生，从而促进创面愈合。

## （五）烤灯照射

烤灯照射主要是通过其透热作用使创面干燥，改善机体局部微循环，促进组织修复。

综上所述，以物理疗法防治压疮，具有取材广泛，使用方便，并可避免药物治疗可能带来的不良反应，而且费用低廉，操作简单，易为广大医护人员和患者所接受。

（吴胜梅）

# 第二节　失禁性皮炎

## 一、概念

失禁性皮炎（Incontinence associated dermatitis，IAD）是 2007 年由美国学者提出的一项新概念。是指皮肤长期或反复暴露于尿液和粪便中所造成的炎症，以局部皮肤发红、水肿及澄清渗出物为主要表现的炎性病变，可伴或不伴有水疱和皮肤破损，易出现继发性真菌感染，是失禁患者最常见的护理问题。据报道显示大小便失禁达六周，皮炎的发生率增至 51%。IAD 在住院患者中发病率为 19%～50%；重症监护病房的发病率更是高达 36%～50%。

## 二、失禁性皮炎的相关因素分析

## （一）独立影响因素

1. 潮湿环境　大小便失禁引起的潮湿环境是失禁性皮炎发生最直接、最主要的因素。尿液使皮肤处于长期湿润的环境中，来自尿素的氨可将皮肤的酸碱度改变为碱性，同时提高了粪便中的脂酶、蛋白酶等酶的活性，它们可分解皮肤角质层的角质蛋白，减小肛周和会阴皮肤的耐受能力从而造成皮肤的损伤。

2. 粪便性状　粪便性状为水样便的患者发生 IAD 的风险较软便及稀便的发生率高。因水样便导致皮肤角质层的水合过度，导致皮肤表面的 pH 及粪便酶活性的增加、引起细菌定植增多，进一步加重 IAD 的严重程度。

（二）危险因素

1. 组织耐受性　与年龄、健康状况、营养、氧合等有关。

（1）年龄：随着年龄的增长，机体会出现皮肤弹性降低、pH 升高、皮脂减少、表皮通透屏障功能降低、角质层含水量减少等状况。据统计，社区成人尿失禁的现患率随年龄增长呈正相关，≥70 岁的女性比 <70 岁者尿失禁的发生率增高了 30%，男性则增高 15%～30%；≥65 岁成人大便失禁的发生率比 <65 岁者增高了 3%～15%。

（2）血清白蛋白水平：血清白蛋白低（≤35g/L）的患者皮肤暴露于潮湿环境时，其发生皮肤损伤的危险约为正常血清白蛋白的 2.29 倍。

（3）缺氧：机体的氧合状况差是失禁性皮炎的危险因素之一。当患者氧合状态差，血浆中物理溶解氧分子不够，组织供氧不足，最终会影响皮肤氧合状况，使其更容易受到尿液、粪便刺激的破坏。

（4）APACHE Ⅱ 评分：APACHE Ⅱ 评分是目前危重症患者最广泛、最权威的病情评价系统。入院时 APACHE Ⅱ 评分≥15 分的患者比 APACHE Ⅱ 评分 <15 分的患者更容易发生失禁性皮炎。因 APACHE Ⅱ 评分越高，提示病情越重，患者容易发生腹泻。腹泻使患者皮肤处于潮湿环境，皮肤 pH 发生变换，易发生 IAD。

2. 会阴部环境　与失禁的类型（大便失禁、小便失禁、大小便双失禁）、失禁的频率和量、机械摩擦力、pH、细菌或真菌感染等有关。

（1）失禁的类型：因为粪便中含有对皮肤刺激很强的蛋白酶和脂肪酶，故单纯性大便失禁的患者发生 IAD 的风险较单纯性尿失禁及混合大小便失禁的患者高 1.46 倍。

（2）失禁的频率和量：当潮湿频次≥3 次/d 即可使 IAD 的发生风险增加。

（3）机械摩擦力：Braden 压疮评分存在摩擦力和剪切力的评分越低，患者发生 IAD 的风险越高。

（4）皮肤 pH：正常的皮肤呈弱酸性，对增加角质层的致密性和黏合性起到保护作用。当皮肤暴露于大小便中时，尿素和尿中的氨可导致局部 pH 升高，皮肤会呈弱碱性，尤其是暴露于粪便中，pH 可达到 8 甚至更高。

（5）细菌或真菌感染：正常细菌过度繁殖时会产生尿素，也会导致 pH 升高。较高的 pH 易引起皮肤干燥和瘙痒，对刺激更敏感，易致皮肤念珠菌感染。

3. 如厕能力　当患者如厕能力存在障碍时必会存在一定的移动能力、认知障碍及感官知觉异常。这些因素均可构成 IAD 发生的危险因素。

另外，ICU 肠内营养相关性腹泻（ENAD）也是神经急重症患者发生失禁性皮炎的危险因素之一。ENAD 是肠内营养最常见的并发症。随着 ENAD 日数的增加使患者发生失禁性皮炎的风险也随之增加。

### 三、失禁性皮炎的预防措施

对于失禁的高危患者，临床护理中应适当的采取相关预防性护理方案。主要包括皮肤的评估、整体性皮肤护理计划（皮肤的清洁、皮肤的保湿、皮肤相关性保护剂的应用）以及使用吸收性较好的产品。

（一）皮肤评估

所有患有尿失禁和（或）大便失禁的患者都应经常对皮肤进行评估，以检查是否存在IAD 的迹象。检查可能累及的皮肤，如会阴、生殖器周围、臀部、臀部褶皱、大腿、下背部、下腹部、腹股沟等，以确定是否存在浸渍、红斑、创面（水疱、丘疹、脓包等）、侵蚀或表皮剥落、是否存在真菌或细菌感染的迹象。皮肤评估每日至少1 次，也可根据失禁发作的次数适当增加频率。

评估方法包括：

1. 会阴部风险评估量表（PAT） 应用美国伤口、造口、失禁护理指南推荐的会阴部风险评估量表（PAT）对失禁患者进行 IAD 发生风险的评估。PAT 主要通过刺激物的类型和刺激强度、皮肤暴露于刺激物的时间、会阴部皮肤状态、增加腹泻危险的相关因素 4 个方面来评估，每条项目 1 ~ 3 分，总分 3 ~ 12 分，4 ~ 6 分为低危险人群，7 ~ 12 分为高风险人群。分数越高，发生 IAD 的风险越高。可以作为 IAD 发生风险的初筛工具。

2. IAD 评估和预防方法（IADIT） IADIT 将 IAD 大致分为三级：Ⅰ级（轻度），皮肤完整，颜色浅红或淡红，有轻微瘙痒感；Ⅱ级（中度），皮肤有部分剥脱受损，颜色中度发红，呈斑点状，小范围可见水疱，有疼痛和瘙痒感；Ⅲ级（重度），皮肤有大面积剥脱受损，颜色暗红或深红，伴随周围的浸渍或浸润，有明显灼痛和瘙痒。另外真菌性皮疹可发生于 IAD 轻、中、重各期，受累皮肤边界有丘疹样红色斑点。

3. 失禁相关性皮炎及其严重性评估（IADS） 由于皮肤受累区域的范围会因为皮肤与尿液或粪便接触的程度不同而大不同，有时会大大超出会阴范围（肛门和外阴或阴囊之间的区域）。在尿失禁中，IAD 易影响女性大阴唇或男性阴囊皮肤褶皱，以及腹股沟褶皱；也可能一直延伸至下腹部和大腿中前部。粪失禁相关的 IAD 常会自肛周开始，累及臀部皱褶和臀部，向上可涉及骶尾部区域，向下侵犯大腿后侧。因此，IADS 评估 14 个区域（图 3 - 1），将每个区域的严重程度分为 3 个等级红斑（粉红色、红色）、红疹、皮肤缺失，并赋以相应的分值，0 分为未发生，≥1 分为已发生。将所有区域的总得分相加得到失禁相关性皮炎的严重程度总分，且得分越高说明 IAD 越严重。

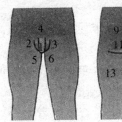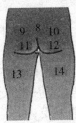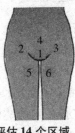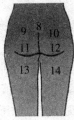

**图 3 - 1　IADS 评估 14 个区域**

注：1. 外阴部（阴唇/阴囊）；2. 外阴部与大腿之间的右侧腹股沟褶皱（折皱）；3. 外阴部与大腿之间的左侧腹股沟褶皱（折皱）；4. 下腹部/趾骨；5. 右侧大腿内侧；6. 左侧大腿内侧；7. 肛周皮肤；8. 臀部褶皱（臀肌之间的折皱）；9. 左上臀部；10. 右上臀部；11. 左下臀部；12. 右下臀部；13. 左侧大腿后侧；14. 右侧大腿后侧

（二）减少相关性的摩擦

在护理工作中减少皮肤的摩擦可以维持皮肤组织的健康和减少 IDA 的易感性。减少皮肤摩擦的主要措施主要包括为患者使用翻身枕、使用整体性护理皮肤计划应可降低 IAD 的发生。

（三）整体性护理皮肤计划

1. 皮肤的清洁　皮肤的清洁护理主要集中于对清洁产品、清洁次数等方式上进行妥善的选择。人体皮肤为弱酸性，若应用肥皂等高 pH 的值清洁用品清洗皮肤会加重角质层肿胀程度，使皮肤自身保护功能下降，对失禁处皮肤产生累积效应，进一步加重 IAD 的严重程度。因此应选择弱酸性清洗液。临床护理中共识为非离子型的 pH 接近皮肤正常值的免冲洗剂最为恰当。

2. 皮肤的保湿　滋润皮肤是为了修复和增强皮肤的水分保障，保持和增加皮肤的含水量，减少经表皮失水。润肤产品包括润肤剂、封闭剂、保湿剂等。在临床中使用保湿剂时应注意针对保湿剂内含有的保湿成分正确合理的选择并根据患者不同肤质选择合适的品种。如患者的皮肤过度水合，应当选择能软化皮肤的封闭型润肤剂，例如胆固醇、脂肪酸。切记不要使用加重水合情况的湿润剂。

3. 皮肤保护剂　皮肤保护剂可以在皮肤表面形成一层半透膜或全透膜，使皮肤免受尿液或粪便中的水分和刺激物的损伤。目前常用的皮肤保护剂有油剂、粉剂、膏剂和敷料等。例如凡士林、氧化锌软膏。

临床工作中可以根据患者皮肤情况单一或联合使用。有研究表明，采用清洁、润肤、保护三合一组产品，既能显著降低 IAD 的发生率，又能节省护理时间和步骤，从而提高临床护理人员的依从性。

（四）应用辅助器具帮助收集排泄物

对大小便失禁或粪便稀薄患者临床上可使用一件式造口袋收集大便及尿液，对大便失禁患者肛周起到良好的保护作用，预防失禁性皮炎等并发症的形成。使用尿垫或纸尿裤，应选择 pH 接近皮肤的新型尿垫或纸尿裤，其更利于中和排泄物的碱性及促进水蒸气排出，对降低 IAD 起到帮助作用。

## 四、失禁性皮炎的护理措施

（1）护士应对患者的皮肤情况、失禁的量、性质及合作程度进行评估，各班护理人员做交接班。

（2）强化护理人员的培训：定期组织护理人员进行皮肤专科知识的培训，受过培训的护理人员参与患者皮肤护理情况的评估和制定相应的护理干预措施。

（3）定时改变体位，保持皮肤、床铺的清洁干燥。定时查看患者是否有排便，并在有粪便或尿液污染时及时用弱酸性的免洗型清洗液清洗。

（4）对高危及轻度 IAD 的患者局部使用清洗液后喷赛润肤或 3M 液体敷料，待干后外贴 3M 伤口保护膜，当使用部位的皮肤有皱褶时，要分开皮肤皱褶清洗干净后才喷涂伤口保护膜，等保护膜完全干燥后，再恢复皮肤自然位置。若联合造口护肤粉效果更好。另外，可根据情况可加用肛门造口袋等辅助器具帮助收集排泄物以减少对皮肤的刺激。对于腹泻量多严重的患者，可间歇采用气管插管外接引流袋。因为气管插管管腔粗，能引流稀水便，气囊注入气体容易固定，操作方便故已代替普通肛管留置引流粪水。

1）赛肤润：其有效成分含有人体必需脂肪酸、亚油酸、亚麻酸占60%，可缓解由于压力、浸渍、摩擦力等引起的症状，并在皮肤表面形成一层脂质保护膜，覆盖、隔离保护受伤皮肤，也能限制表皮水分流失，防止皮肤干燥增加皮肤的修复作用。

2）3M伤口保护膜：是由聚合物、增塑剂、载体溶剂HMDS组成，在皮肤表面喷洒后形成无色透明膜，具有防水、防摩擦作用，氧气能渗透至膜下，膜下的水和二氧化碳也能通过膜挥发，可保护皮肤免受粪水侵袭和损害，同时避免了冲洗和擦洗带来的机械性刺激。由于不含有酒精，使用时即使接触破损皮肤，患者也无疼痛感。

3）造口粉：主要成分是羧甲基纤维素钠（CMC），能吸收渗液形成凝胶，促进上皮细胞爬行，加快皮肤愈合。

4）造口袋底板：含水胶体皮肤保护剂有利于皮肤的保护。由于肛门周围皮肤不平坦，需要按压会阴方向及臀裂方向的黏胶，使粘合紧密。

（5）对中、重度IAD患者，在使用液体敷料、造口粉及保护膜前，用20ml注射器抽吸生理盐水接大针头喷射状冲洗。冬季将生理盐水加温至50℃左右可以减少对脆弱皮肤的刺激并减轻皮损部位的疼痛。破损处的创面也可用康复新液涂抹。康复新液为美洲大蠊提取物中分离、精制而成，具有促使血管增生、抗菌作用、消除创面炎性水肿、抗感染作用。当患者发生真菌感染时，加用抗真菌软膏。

（6）创面也可选用远红外线照射治疗：该方法使局部皮肤干燥，保持皮肤正常pH，避免碱性环境对酶类的激活；远红外线对皮肤和皮下组织具有强烈的穿透力，能够促进局部组织血液循环，加速新陈代谢，促进创面的愈合。其温热效应还可以增加细胞代谢过程，增加药物渗透及介质的相互作用起到提高药效之目的。

（7）饮食护理：根据患者病情，合理制定饮食方案，宜食用易消化高蛋白，高维生素的食物，加强营养，增强抵抗力。对于肠内营养的患者在冬季可将营养液加温至30～40℃后进行鼻饲可减少腹泻的发生。

（8）心理护理及健康指导：因大小便失禁患者会产生自卑感，精神压力大，不良的心理刺激易诱发和加重病情。护理人员应耐心，针对性地进行心理护理，并向患者及家属提供有关失禁性皮炎的相关知识；指导其正确应用整体性皮肤护理计划，以此提高患者的生活质量和心理状态，减少失禁性皮炎的发生。

对于皮肤问题，永远是预防胜于治疗。因此在皮肤尚未出现严重的问题时，就应该采取必要的预防措施来维护皮肤的完整性。预防皮肤损伤是护理的重要任务，在一定程度上也反映护理质量。采取整体性皮肤护理计划，选择合适的护理干预措施，可大大降低IAD的发生率，缩短治愈时间。

（吴胜梅）

# 第三节　特殊患者的皮肤管理

神经重症患者由于疾病消耗，自主进食能力差，易发生营养不良、组织不易修复；卧床时间较长，自主活动能力差，采取被动或被迫卧位；治疗护理项目繁多，常使用保护、限制用具及保暖、降温等物理方法；意识障碍患者可有大小便失禁，易发生压疮、皮肤破损等问题，所以皮肤护理是NICU患者的主要护理内容之一。

## 一、气管切开处皮肤的护理

气管切开术系切开颈段气管，放入气管套管，气管切开术用以解除喉源性呼吸困难、呼吸功能失常。包括气管切开术、经皮气管切开术。气管切开术为Ⅲ类污染切口，加之患者疾病状态下抵抗力差，极易发生切口感染，加重患者病情，严重危及患者生命健康。临床中有效换药可减少感染等发生，减轻患者痛苦。

（1）气管切开术后24小时内，切口少量出血属正常现象，一般于24小时后减少，切口可行局部压迫止血，可用凡士林、碘仿纱条填压，切口出血量大，应及时通知医生，防止血块堵塞气道。切开处皮肤可使用0.5%碘伏湿纱布外敷于切口。气管切开绳松紧一指为宜，死结固定，如被血液等分泌物污染应及时更换。

（2）气管切口观察　观察切口有无红肿、分泌物的颜色、性状、渗液情况。

（3）气管切开处皮肤先用生理盐水棉球擦拭切口周围分泌物后，用0.5%碘伏棉球消毒气切周围皮肤，每6小时一次，每日4次。临床也常使用75%酒精进行皮肤消毒，导致细菌内部蛋白分子变性，引起蛋白质凝固而起到杀灭细菌作用。但酒精为中效杀菌剂，不能将细菌芽孢杀灭，酒精消毒挥发后残留细菌芽孢可继续生长，导致感染发生可能。酒精挥发性强，不能持续作用于切口预防感染，且酒精对皮肤黏膜具有较强刺激作用，长久作用于皮肤黏膜可引起患者不适，不利于切口愈合。碘伏为新型有效杀菌剂，杀菌较为广泛，可杀灭细菌、病毒、芽孢、原虫、真菌等。碘伏对皮肤黏膜刺激较小，几乎无明显刺激作用，可长期作用于切口预防感染。使用0.5%碘伏湿纱布外敷于切口，通过碘伏在切口面形成杀菌薄膜，持续缓慢释放碘，使切口处细菌胞膜、胞质、多肽及蛋白酶等被氧化或碘化，从而失去致病能力。碘伏还能促进已经感染组织炎症消退、组织消肿，促使肉芽组织快速生长，从而对切口有明显促进愈合作用。

（4）气切专用的泡沫敷料（图3-2）：聚氨酯泡沫的材质，防水的同时亦能阻菌，高湿气通透性，维持湿度平衡。可预防切口感染及周围皮肤并发症，超强渗液吸收能力，减少更换频次，柔软富有弹性，使患者感觉更舒适，能有效提高护理工作效率，干净美观。根据切口渗出量酌情更换，一般中等以上渗液者每1～2日更换一次，低渗液者3～5日更换一次。

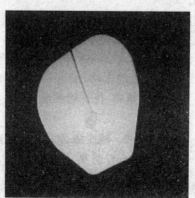

图3-2　气切专用泡沫敷料

## 二、气管插管患者口腔黏膜的护理

口腔护理的主要目的是使患者的口腔保持清洁、湿润，观察口腔黏膜的变化，防止各种口腔疾病的发生。但是由于气管插管的存在给口腔护理造成了不便，由于禁食、吞咽、咀嚼功能受限及脱水、利尿药物的应用，口腔黏膜干燥、唾液减少，口腔的自洁作用和局部抵抗力减弱，容易造成口腔内细菌繁殖；同时由于气管插管与牙垫的摩擦，极易引起口腔黏膜局部溃疡、糜烂，使屏障作用减弱，助长了口腔细菌异常繁殖，而患者咽部的细菌和分泌物的误吸是导致呼吸机相关性肺炎（VAP）的主要原因之一。因此经口气管插管患者的口腔护理效果显得尤为重要。

### （一）常用口腔护理溶液

1. 生理盐水　最常用的口腔护理溶液，不会改变口腔 pH，也不会引发菌群失调。用生理盐水进行口腔擦洗护理可以减少 VAP 患者的真菌感染率。

2. 蒸馏水　湿润口腔、可代替生理盐水，使患者更舒适，经济安全。

3. 0.02%呋喃西林　呋喃西林液有较广的抗菌谱，能对抗多数革兰阳性和阴性细菌，且不易产生敏感菌的抗药性，也与其他抗生素无交叉抗药性，几乎对组织黏膜无刺激，能较好地控制感染，消毒作用不受脓、血的影响，能有效地彻底清除口腔分泌物、防止口腔内细菌大量繁殖、保护组织黏膜、祛除异味、预防发生肺部感染。

4. 2.5%碳酸氢钠溶液　减少患者口腔真菌感染率。

5. 1%～3%过氧化氢　有防臭、防腐作用，去除血迹、消除口臭。

6. 氯己定漱口水　氯己定可以杀灭口腔细菌，且不含氯化钠，不会引起口腔黏膜组织及口唇因脱水、皱缩而产生黏膜出血，氯己定漱口水对口腔较为常见的条件致病性厌氧菌有较强的抑菌、杀菌作用，可以广泛应用于口腔感染患者。

7. 0.05%碘伏　有效杀灭细菌、芽孢、病毒、原虫，且对组织黏膜刺激性小，不受 pH 的影响，口感较好，气味清香，容易被患者接受。0.05%碘伏液 5 分钟就可以杀灭包括大肠杆菌和金黄色葡萄球菌在内的全部细菌，用它对患者进行口腔护理会慢慢稀释游离的碘离子，发挥持久而温和的消毒作用，抑制口臭，预防呼吸道感染。

### （二）护理方法

1. 纱布棉球擦洗法　口腔擦洗法是传统的口腔护理方法，用止血钳夹取棉球按一定顺序擦拭口腔。操作前后要清点棉球，以防遗落在患者口腔内，且棉球不宜过湿。

2. 冲洗法　在预防和治疗 VAP、真菌感染等方面，冲洗法明显优于擦洗法。具体操作方法：由 2 名护士配合操作，操作前准确记录气管导管至门齿的深度，保持气囊压力在 25～30cmH$_2$O，充分吸净口腔及气管内分泌物，清醒着做好解释以取得配合。用去针头的 20ml 注射器抽吸口腔护理液冲洗。操作前摇高床头 15°～30°，患者头偏向一侧，先用浸湿生理盐水棉球擦洗口唇、牙齿、颊部、舌面及上颚，再用去针头的 20ml 注射器抽吸生理盐水，从不同方向对牙齿、颊部、舌面、咽部、硬腭进行缓慢冲洗，边注边用一次性吸痰管将口腔内液体吸出，注意掌握好吸引压力，调节合适负压范围，一侧冲洗干净后将气管插管移至另一侧口角，同法进行对侧口腔冲洗，直至吸出液澄清为止。冲洗过程中注意观察患者有无呛咳、呕吐、缺氧及血氧饱和度，最后用拧干的生理盐水棉球擦干残留冲洗液。操作结束后确认插管深度，听诊双肺呼吸音对称后更换牙垫固定气管插管。

3. 刷牙法　可使用电动牙刷或者软毛刷为患者进行口腔护理，能更有效的祛除牙菌斑，从而提高口腔护理质量。

4. 口腔冲洗加刷洗法　用专用的器具边冲洗边用牙刷擦洗口腔，降低了病原微生物在黏膜组织及气管插管壁上的吸附力，并可以随冲洗液被吸出口腔外，能预防口腔和肺部感染发生。

（三）护理频率

每日 2 ~ 4 次为宜。

（四）局部用药护理

观察口腔黏膜，口腔溃疡者可在局部使用锡类散或西瓜霜，有霉菌感染者可在患处涂抹制霉菌素甘油，口唇干燥者可在口唇涂甘油或润唇膏。保持口腔清洁湿润、无异味。

## 三、严重水肿患者的皮肤护理

组织间隙或体腔内过量的体液潴留称为水肿，然而通常所说水肿指组织间隙内的体液增多，体腔内体液增多则称积水。神经重症患者下丘脑、脑干等中枢受损，胃肠蠕动功能受抑制，GCS 评分越低，胃动力恢复越慢，镇静剂、肌松剂等药物的应用使胃动力下降，手术、创伤等应激，导致胃黏膜发生病变，对各种营养素的吸收明显下降肠屏障受损，机体存在高分解高代谢状态，能量消耗大，糖代谢紊乱，机体呈现明显的负氮平衡，丢失的氮含量可高达 40g/d，导致肌肉组织的蛋白质大量分解，引起患者低蛋白血症（血清白蛋白 < 35g），从而导致低蛋白水肿。

（一）水肿的分度

临床上根据水肿程度可分为轻、中、重三度。

1. 轻度　水肿仅发生于眼睑、眶下软组织、胫骨前、踝部皮下组织，指压后可出现组织轻度凹陷，平复较快。有时早期水肿，仅有体重迅速增加而无水肿征象出现。

2. 中度　全身疏松组织均有可见性水肿，指压后可出现明显的或较深的组织凹陷，平复缓慢。

3. 重度　全身组织严重水肿，身体低垂部皮肤紧张发亮，甚至可有液体渗出，有时可伴有胸腔、腹腔、鞘膜腔积液。

（二）护理措施

1. 护理评估　评估患者的全身皮肤情况，判断其水肿类型。

2. 保持皮肤清洁　用温水擦浴，擦浴后保持皮肤干燥，避免潮湿及摩擦等刺激，动作轻柔，不可用力。对水肿伴高热患者给予物理降温时，忌用酒精。酒精对皮肤有刺激，可反射性引起血管扩张，易引起出血点或瘀斑。保持床位干净、整洁、舒适、无渣屑。

3. 卧位　患者取主动卧位，四肢水肿严重，可略提高四肢，利于静脉回流。变换体位有护士协助，避免推、托、拉等，不可局部用力，以免形成压迫点及损伤皮肤，设立翻身卡，翻身间隔时间 < 2 小时，角度 < 30°。使用气垫床，勿用气垫圈，橡胶圈。对患者皮肤因压迫而泛红的地方严禁按摩，避免摩擦力和剪切力，促进局部血液循环，为避免长时间受压产生危害。

4. 营养支持治疗 应注意低盐，每日给予食盐量应根据水肿程度而定，严重水肿者应吃无盐饮食，轻度水肿者应少盐饮食。营养素的供给应根据病情而定，患者血浆蛋白低下而肾功能正常或轻度减退者，给高蛋白饮食，每日 60～80g，如肉、鱼、蛋类；肾功能减退者，特别是血中尿素氮、肌酐升高时，则给低蛋白饮食，每日 20～30g，以减轻肾脏负担。饮食总热量必须补足，以免发生负氮平衡。鼻饲管给予高蛋白、高热量、高维生素饮食，以增加机体抵抗力。营养支持对皮肤损伤的预防及愈合是非常重要的，无法进食的患者，可静脉滴注血清蛋白、复方氨基酸、脂肪乳等，或考虑进行胃肠外营养，以恢复患者体能，起到营养治疗的效果。

5. 避免大小便的刺激 对小便失禁患者，为减少尿液对皮肤的刺激，保持皮肤干爽，可给予留置导尿管，同时给予留置尿管的常规护理。对大小便失禁的患者，大小便失禁时应在臀下垫棉质尿布，尽量避免使用"尿不湿"，应及时擦洗，更换衣服、被褥，保持皮肤的卫生和干燥。

6. 诊疗过程中 在进行肌内注射，静脉注射及其他操作时，应准确无误，扎止血带时应注意保护皮肤，不可过紧，粘贴胶布时应缓慢进行。对于水肿的患者不宜进行肌内注射，静脉注射时宜留置套管针，各项操作严格无菌技术，防止医源性感染。

7. 会阴及阴囊处皮肤护理 男性患者阴囊水肿，给予棉质软垫将阴囊托起以减轻阴囊下坠不适，龟头每日用 1% 碘伏消毒。女性患者会阴部皮肤每日用 0.1% 苯扎溴铵消毒。

8. 水疱处理 皮肤出现水疱时避免摩擦，保持疱壁的完整，如有大水疱时，可在无菌技术操作下行低位穿刺抽吸，对穿刺部位渗液多时要进行湿敷。对皮肤完整性破坏，出现糜烂时，应给予包扎，每日换药。

## 四、大面积撕脱伤患者的皮肤护理

大面积皮肤撕脱伤是指体表皮肤受到暴力的作用而造成大片皮肤从深筋膜上被撕脱（裂）或潜行剥离，受损面积超过 5% 以上（包括 5%），多发生于头皮和四肢，常合并肌肉、肌腱、神经、血管及骨与关节等深部组织创伤。

（一）常见类型

1. 片状撕脱伤 受损皮肤呈大片样撕脱，肌肉、肌腱及血管等深部组织可保持完整或伴有不同程度的挫裂伤，营养皮肤的血管可有广泛断裂，皮肤因血运障碍而丧失活力，且逐渐发生坏死。例如头皮撕脱伤。

2. 套状撕脱伤 受损皮肤连带皮下组织自损伤肢体的近端向远断端"脱袖套"或"脱袜套"样撕脱，深部组织的肌肉、肌腱或血管等多有损伤，皮肤血液供应常受到严重破坏，其成活往往较为困难。

3. 潜行剥脱伤 受损皮肤多保持完整，可有很小伤口或挫伤，但皮下与深筋膜间有广泛潜行性的剥脱分离，严重者可达整圈肢体，可因皮下血管受损程度而影响血运及其皮肤的活力。

神经外科常见的是头皮撕脱伤（图 3-3），因此在此仅介绍头皮撕脱伤的相关护理。

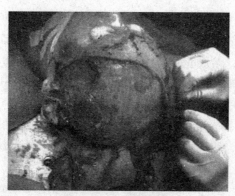

图 3-3 头皮撕脱伤

（二）头皮撕脱伤的护理

1. 术前护理

（1）急救处理：入院后立即监测生命体征，观察神志、瞳孔、头皮渗出情况，快速建立静脉通道，以便输血、补液等抗休克治疗；同时检查全身有无合并其他组织损伤；和患者沟通，减轻患者及其家属的恐慌心理，鼓励患者增强治疗信心。

（2）术前常规准备：查血常规、出凝血时间及肝、肾功能、备血，药物过敏试验、导尿等。做好术前的准备工作。

2. 术后护理

（1）术后预防感染至关重要。患者安置在 ICU，室温在 20～25℃ 左右，湿度在 60% 左右。在进行治疗、护理时严格执行无菌技术，减少人员流动，防止交叉感染，按医嘱使用抗生素预防感染。

（2）体位与饮食护理：术后血压稳定可抬高头部 30°，有利于静脉回流，从而减轻头部水肿。头部应垫软海绵垫，变换头部受压部位 1 次/h，切不可让某一部位头皮长时间受压，影响再植头皮血供，发生压疮、再植头皮坏死。给予高蛋白、高热量、多维生素的流质和半流质饮食，昏迷患者应早期给予肠内营养，保证足够的营养供给，必要时给静脉高营养，促进再植头皮成活。

（3）生命体征监测：因创面大，渗血渗液多，术后 24 小时内应严密观察患者的血压、脉搏、呼吸、意识等变化，及时输血补液，以防出血过多发生休克。

（4）再植头皮区的观察与护理：密切观察伤口渗血、渗液、引流管的引流情况，并及时记录，保持敷料清洁干燥，若被渗血、渗液浸湿，应及时报告医生更换，并注意检查外敷料包扎的松紧程度，以一指能放入为宜。换药时注意观察再植头皮的颜色。若头皮颜色苍白或紫黑、肿胀、弹性差，提示头皮未成活，若头皮颜色和正常头皮相似，毛细血管充盈时间在 1～5s 内有弹性，提示头皮血供良好。注意观察患者体温变化，创面敷料有无异味。用 60～100W 烤灯旋转照射头部，距离 35～45cm 防止灼伤，可置一体温计于外敷料中，便于测量敷料中的温度以了解皮温，保持再植头皮温度在 33～35℃。

（5）眼部及耳廓的护理：患者除头皮全部撕脱外，连同部分眉毛、上睑、部分耳廓一并撕脱，头皮再造加压包扎和耳廓修补后，可致静脉回流不畅，出现水肿。因此应加强护理，睡眠时眼睛应盖上纱布，取半卧位，遵医嘱涂抗生素眼膏或滴眼药水，伤耳置于悬空位置，以轻水肿。

（6）心理护理：患者大多为女性，头皮又是人体美的重要标志。伤后心理创伤大，担心术后不能再长头发，面部遗留疤痕影响面容，使患者情绪低落、悲观，对生活失去信心。因此，我们应注意观察患者情绪变化，以亲切和蔼的态度，同情、关心患者，交待家属暂不要提及头发、瘢痕、费用等敏感性的问题，耐心解释患者提出的有关问题，消除不良因素。增加患者对医务人员的信赖感，帮助她重新树立起生活的信心。

（7）疼痛的护理：由于创面范围大，加之头皮神经敏感。因此，疼痛是术后常见的主诉，我们应在护理中做到动作轻柔，给患者以舒适的体位，正确评估疼痛程度、性质，根据病情遵医嘱及时给予镇静止痛剂，并观察用药效果，及时记录。

（8）康复指导：创面愈合后，皮肤干燥和缺少弹性容易发生破裂、痛痒，我们应正确指导患者用掌根或指腹按压头皮，力度合适 3 次/d，30 分/次，持续 1 周左右，随着皮片老化，可逐渐加强按摩力度，头皮上可涂以无刺激性油膏，达到松解皮肤，增加皮肤弹性，减轻皮肤过敏，预防或减轻皮片成活后的晚期收缩的效果。告知患者要保持头皮清洁干燥。洗头时千万要注意水温，水温以 39～41℃ 为宜，使用无刺激性的中性洗发水。保持稳定的情绪，注意清淡饮食，忌食辛辣刺激性食物，经常按摩头皮，以促进局部血运利于头发生长。

（吴胜梅）

# 第四章

# 神经急危重症患者的体温管理

## 第一节 亚低温治疗

### 一、亚低温治疗的定义

亚低温治疗又称冬眠疗法或人工冬眠，是应用冬眠药物和物理降温的方法，使患者体温处于可控制的低温状态以达到治疗疾病目的的一种方法，包括低温诱导（快速降温）、低温维持（32～34℃）、复温（缓慢升温至正常体温）三个阶段。低温分为轻度低温33～35℃、中度低温28～32℃、深度低温17～27℃和超深低温16℃以下。轻中度低温被称为亚低温，但目前普遍认同将体温主动控制在32～34℃是最佳的目标维持温度。

### 二、亚低温治疗的作用原理

研究发现，颅脑损伤后继发性损伤对患者预后影响很大，如颅内压的增高引起缺血改变，脑组织供氧不足。同时伤后炎症介质的释放，自由基的产生，兴奋性神经递质的释放，线粒体功能异常以及电解质的紊乱都将影响患者的预后。而多年的研究表明亚低温可以使机体处于低代谢状态，有效地减少二次损伤。具体机制如表4-1。

表4-1 实验和临床研究发现的亚低温治疗作用机制

| 二次损伤 | 具体机制 | 伤后时间窗 |
| --- | --- | --- |
| 防止细胞凋亡[a] | 缺血可以诱导细胞凋亡和钙蛋白酶介导的蛋白质降解，亚低温可以减少其发生 | 几小时到几日，甚至几周 |
| 减少线粒体功能障碍，改善能量平衡[b] | 在缺血发生几小时到几日的时间内发生线粒体功能障碍，可能和细胞凋亡相关。亚低温可以降低代谢率，改善线粒体功能 | 几小时到几日 |
| 减少自由基的产生[b] | 缺血状态导致自由基的产生（例如过氧化氢，轻自由基等），亚低温（30～350℃）可以明显减少自由基的产生 | 几小时到几日 |
| 缺血再灌注损伤[b] | 亚低温可以抑制再灌注引起的级联反应 | 几小时到几日 |
| 降低血脑屏障和血管壁的通透性，减少水肿的形成[a] | 亚低温可以调控外伤和缺血引起的血脑屏障和血管壁通透性改变，减少毛细血管的渗漏 | 几小时到几日 |
| 减少细胞膜（包括核膜）的通透性[b] | 亚低温能减少细胞膜的渗漏改善细胞功能维持细胞平衡状态，减少细胞内酸中毒和DNA损伤 | 几小时到几日 |

| 二次损伤 | 具体机制 | 伤后时间窗 |
|---|---|---|
| 改善离子平衡 | 血诱时兴奋性神经递质的聚集（如谷氨酸），延长 $Ca^{2+}$ 流入细胞。激活酶系统（激酶）引起超兴奋（细胞毒级联）亚低温能够调控这些改变 | 第1分钟到72h |
| 降低代谢[a] | 体温每降低1℃，细胞对氧和葡萄糖需求降低5%～89% | 几小时到几日 |
| 抑制免疫应答和各种潜在右害的促炎反应[a] | 缺血后的破坏性炎症反应和促炎因子的分泌可以被亚低温治疗减轻 | 第1小时到5日 |
| 降低脑温[a] | 脑组织不同部位温度存在差异，颅脑损伤后，损伤区温度会增加2～3℃，高温会加重对脑细胞的损伤。而亚低温可以减轻损伤 | 几分钟到几日 |
| 抗凝作用[a] | 在心肺复苏后微血栓的形成会加重颅脑损伤，抗凝作用可以降低微血栓的形成 | 几分钟到几日 |
| 抗癫痫作用[a] | 缺血和外伤会诱发癫痫，而癫痫又会加重损伤，亚低温可以减少癫痫发生 | 几小时到几日 |

注：a. 基于临床研究；b. 只有动物实验。

### 三、亚低温治疗过程中的温度测量方法

1. 降温方式

（1）体表降温：冰袋、冰毯、冰帽、酒精擦浴、循环冷空气处理等，优点是手段多，应用广泛，简单易行，安全性好，缺点是对靶目标温度的控制效果不稳定。

（2）体外循环：经体外循环机中变温器或体外膜肺 ECMO 进行降温，优点是准确快速，能很好地控制和维持脑深部温度，缺点是需要复杂的设备和准备，侵袭性过强，创伤大，副作用多，仅用于心血管大手术的心脑保护。

（3）血管内降温：包括血管内灌注降温和血管内热交换降温。前者是通过快速输注大量冷却液体或自身血液来达到降低核心体温的目的，其特点是降温方法快速有效，但灌注速度必须快，缓慢输入则达不到降温效果，对患者的心肺肾功能可能构成巨大挑战，且温度的调节过程维持较为复杂，临床应用较受限制；后者是近年来发展起来的一种新型降温方法，已在欧美诸多医疗机构得到推广应用，完成全身降温需要包括具有降温冷却作用的体外机、把冷却液灌注到导管的泵以及能插入患者下腔静脉的具有热交换作用的导管等构成的系统，该降温方法可以快速降低体内温度并维持在相对稳定的温度，目前的研究已证实它是一种安全、有效、可行的方法，但由于费用及技术的原因，仅局限于一些较大的医学中心开展。

（4）体腔降温：用冷却的无菌生理盐水注入胸腔或腹腔进行灌洗，此方法操作难度大，冰水直接接触心脏易引发室颤或其他心律失常等严重并发症，常用于手术中的降温。

（5）药物降温：常用的有乙酰氨基酚、阿司匹林、冬眠灵等，优点是使用方便，缺点是降温效果有限，常用于发热患者退热或其他低温技术的辅助降温措施。

2. 测温方法

（1）直接测量法：行脑室穿刺，将脑温探头放于脑室中，通过半导体温度显示装置监测脑温度变化。此方法准确可靠，是一种理想的脑温监测方法，但技术要求高。

（2）间接测量法：口腔温度、鼓膜温度、颞肌温度、肺动脉温度、食道温度、直肠温度（比脑温低 0.33~1.5℃）、膀胱温度、阴道温度，其中膀胱温度、食道温度、肺动脉温度更接近核心温度，干扰少，比较稳定，临床常常采用。

## 四、亚低温期间的常见并发症

1. 压疮和冻伤　低温使皮肤肌肉血管收缩，血液循环差，易冻伤。

2. 水、电解质紊乱及代谢异常　在亚低温状态下，由于髓袢升支重吸收减少会出现多尿，随着排尿增加，出现低血钾、低血镁，继而诱发心律失常。研究表明亚低温时期会出现高血钠，复温期会出现高血钾。低体温引起无氧代谢增加，脂肪代谢增加，乳酸堆积，代谢性酸中毒。亚低温治疗可以引起胰岛素抵抗，降低胰岛素水平，发生高血糖，引起一系列并发症。

3. 循环系统的影响　亚低温治疗初期，出现心率增加，心输出量增加。当温度降到 32~35℃，心率和血压降低，中心静脉压增加。对于年老体弱，有基础性心脏疾病的患者更应缩短亚低温时间，减少并发症。

4. 凝血功能障碍　低温时，可使血小板数目减少功能下降，在凝血过程中一些温度敏感性的酶功能受到影响，凝血酶原时间和部分凝血活酶时间延长，由此推断可能增加出血倾向。

5. 感染　低温可以使中性粒细胞和巨噬细胞的功能和数量减少，减弱免疫介导的炎症损伤，增加感染概率。肌松剂和镇静剂抑制了咳嗽反射，也增加了呼吸道感染的机会。

6. 其他　复温高颅压和复温休克。

## 五、亚低温治疗的护理要点

1. 环境要求　病室安静、整洁、空气新鲜，室温应控制在 18~22℃之间，相对湿度在 50%~60% 之间。

2. 体温监测　妥善安放体温探头，避免脱落移位（肛温探头插入直肠 6~10cm）；低温诱导期每 30 分钟巡视记录，达到目标温度后，维持，禁忌忽高忽低。

3. 神经系统观察与护理　密切观察患者体温、心率、呼吸、血压、血氧饱和度及神志、瞳孔的变化，进行 GCS 或 RASS 的评分；观察有无抽搐情况发生，抽搐时减少一切刺激，护理动作要轻，使用镇静药物、冬眠合剂控制；监测颅内压，做好颅内引流管的护理。

4. 呼吸系统观察与护理　低温引起呼吸频率、潮气量下降，同时镇静、冬眠合剂的使用使呼吸受到抑制，分泌物黏稠，因此要密切观察呼吸频率、深度、节律的变化，及时清除气道分泌物，保持呼吸道通畅，吸痰时注意无菌操作；肺部感染时，根据痰培养结果选用敏感抗生素。

5. 循环系统观察与护理　行心电监护，严密观察心电图改变及血压、心率、心律变化，观察肢端循环及面色等，备好抢救药物和仪器。

6. 消化系统观察与护理　低温可使肠蠕动减慢，胃潴留及腹胀，胃肠道应激性改变，易消化道出血，故应早期留置胃管，观察胃液颜色、性状及 pH，尽早开始肠内营养，鼻饲流质饮食温度为 30~32℃或低于当时体温。定时监测血糖，行口腔护理。

7. 泌尿系统观察与护理　做好会阴护理，严密观察尿颜色、性状、量，尿常规送检，尽可能缩短留置导尿时间。

8. 皮肤护理　保持床单位整洁、干燥。勤翻身，每两小时更换卧位，行局部按摩，易受压部位可预防性使用减压贴保护。

9. 体位护理　无疾病特殊要求患者，保持平卧位，不能使患者突然坐起、剧烈翻动或搬动，否则易出现循环不稳、体位性低血压。

10. 电解质的观察与护理　亚低温患者易发生高钠血症、低钾血症，应定期检查血电解质，发现异常及时处理记录，准确记录 24 小时出入量。

### 六、复温的原则及护理

研究表明，亚低温持续时间≤3 日不能降低病死率，但当亚低温持续达到 3 日时可改善神经功能预后，亚低温持续 3 日以上或持续至颅内压恢复正常，可降低病死率，改善神经功能预后，提高生活质量。对年龄 15 ~ 65 岁且适合亚低温治疗的重型颅脑损伤患者，亚低温治疗的复温时机可能在伤后第 5 日前后。先停物理降温，再逐渐停止药物降温。复温速率控制在 0.5℃/4 小时，保持复温速率缓慢而平稳，12 ~ 20 小时后将体温逐渐恢复到 36.5 ~ 37.5℃，预防反跳性高热的发生。若体温不能自行恢复，可采用加盖被子、温水袋等方法协助复温。

（王　梅　向　英）

## 第二节　降温毯

降温毯主要应用于全身降温，广泛应用于颅脑疾病术前、术后的亚低温及各种类型的顽固性高热不退的患者。医用降温毯是利用半导体制冷原理，将水箱内蒸馏水冷却。然后通过主机工作与冰毯内的水进行循环交换，促使毯面接触皮肤进行散热，达到降温的目的，使中枢神经系统处于抑制状态，对外界及各种病理性刺激的反应减弱，对机体具有保护作用；降低机体新陈代谢及组织器官氧耗；改善血管通透性，减轻脑水肿及肺水肿；提高血氧含量，促进有氧代谢；改善心肺功能及微循环。

### 一、降温毯的类型

降温毯根据降温部位可分为颅脑降温和体表降温。

### 二、降温毯温度设定范围

降温毯温度设定范围见表 4 - 2。

表 4 - 2　降温毯温度设定范围

| 状态选择 | | 设定温度 | 温度设定范围 | 水温建议档位 |
| --- | --- | --- | --- | --- |
| 降温时 | 机控 | 控温Ⅰ（冰帽） | 7 ~ 9℃ | 5 ~ 10℃ |
| | | 控温Ⅱ（冰毯） | 15 ~ 18℃ | |
| | 体控 | 体温Ⅰ（患者温度） | 36.3 ~ 37.2℃ | 10 ~ 16℃ |
| | | 体温Ⅱ（患者温度） | 36.3 ~ 37.2℃ | |

| 状态选择 | | 设定温度 | 温度设定范围 | 水温建议档位 |
|---|---|---|---|---|
| 复温时 | 机控 | 控温Ⅰ（冰帽） | 36.5～37.5℃ | 38～40℃ |
| | | 控温Ⅱ（冰毯） | 36.5～37.5℃ | |
| | 体控 | 体温Ⅰ（患者温度） | 36.3～37.2℃ | 36～38℃ |
| | | 体温Ⅱ（患者温度） | 36.3～37.2℃ | |

### 三、降温毯使用范围及注意事项

#### （一）适用范围

适用于各类难治性中枢性发热、重型脑挫伤、脑肿胀、脑干伤及其余各种疾病所致的高热的治疗中，也可以辅助肿瘤患者减少化疗、放疗期间的副作用。

#### （二）注意事项

（1）降温毯在使用过程中要配合心电监护和血氧饱和度监测，密切观察患者生命体征的变化。

（2）降温毯主机与四周物体间距必须大于20cm，以利散热。使用期间，经常观察体温探头的放置，看其有无脱位及位置是否正确，使用降温毯时间长时，应经常检查机器工作是否正常，确保制冷机制冷。

（3）降温毯降温过程中要使患者体温保持在一个恒定水平，患者体温降至正常达到预期的体温后，应观察一段时间，等患者病情稳定或好转后才可逐渐停机，停机时同样应严密观察患者意识反应，发现异常及时处理。

（4）使用降温毯时，应铺于患者肩部到臀部，不要触及颈部，以免因副交感神经兴奋而引起心跳过缓。毯上不铺任何隔热用物，以免影响效果，可用单层吸水性强的床单，及时吸除因温差存在产生的水分，床单一旦浸湿，要及时更换，以免引起患者的不适。及时擦干冰毯周围凝聚的水珠，以免影响机器的正常运转，防止漏电发生。

（5）同时使用冰帽时，双耳及后颈部应垫上干毛巾或棉布，以免发生冻伤。清醒患者足部置热水袋，减轻脑组织充血，促进散热，增加舒适感。使用冰毯降温时应密切监测患者体温、心率、呼吸、血压变化，每半小时测量一次。定时翻身擦背，以每小时翻身1次为宜，避免低温下皮肤受压，血流循环速度减慢，局部循环不良，产生压疮。

（6）密切观察患者情况，如发生寒战、面色苍白和呼吸脉搏血压变化时应立即停止使用，如皮肤青紫等，表示静脉血淤积，血运不良，应停止使用。患者出现寒战时可加用冬眠药物，防止肌肉收缩影响降温效果，清醒患者不宜将温度调的过低。

（7）当测量患者体温达到预期值（中枢性高热患者37～37.5℃左右）时，调节温度按钮使设置温度值与回水温度值温差为0.5度左右，连续稳定工作。中枢患者体温若不能降至37～37.5℃，则需检查其他因素或换用功率更大的设备。影响降温的因素有：机器性能、水毯循环、使用环境温度、接触及接触面积、患者体温、患者体重、血液循环、病情等。

（8）使用帽/毯时，应平铺不得打折。将毯子平铺在病床，相当于患者背部的位置上，为了避免毯子被患者的排泄物污染，建议在毯子上面自下至上铺油布双层中单。切勿与锐器、坚硬物品接触，以防扎破帽/毯。

#### 四、降温毯的日常维护

（1）整机可用清水擦拭，连接的冰毯冰帽要轻拿轻放，勿用力拉扯。

（2）不要太过折叠毯、帽连接管，冰毯要摆放平整。

（3）请定期更换水，建议每隔五周更换一次水。

（4）请勿加用酒精或有机溶剂，建议使用纯净水或灭菌水。

（5）每次使用降温毯前，应检查毯子正反两面有无破损，各循环水管路口密封是否良好，有无漏水、滴水现象，主机水位是否在规定范围内。

（6）主机水箱内的水应定时更换 1 次，为了防止水道内气体排出不畅，出现水位计内液面高于水箱液面的现象，要缓慢向水箱内注水。

（7）毯子应避免接触尖锐物体，以防刺破水毯，毯子和水路连接管需平铺或卷曲存放，不得打折。

（8）机器每月至少应运行 1 次，且压缩机和双侧水泵都要启动，运行时间应大于 1 小时。

（9）清洗与消毒对于被污染的毯子，首先用洗涤剂清洗，再用消毒液（如健之素或 75% 酒精消毒液）消毒，最后用清水漂洗干净，置于阴凉处，待其自然干燥后备用。污染的传感器，可先用蘸洗涤剂。

（10）主机的进风口定时对过滤网进行除尘清洗。

#### 五、降温毯的常见故障排除

1. 开机无电源显示　检查电源是否供电。

2. 开机运行后毯帽不制冷

（1）调整冰毯工作的上下限的温度，不同的患者对体温的要求不同，开机后可以重新设置以方便控制体温。

（2）制冷机不工作：用手感觉冰毯面，感觉到冰毯面内有水存在，制冷机不工作，长时间水温受体温的影响，冰毯面温度会升高。此时，应该检查提供制冷机电源情况。若提供电压正常，再检查传感器感测到体温情况。传感器感测体温一般需要 15 分钟，感测的体温在冰毯设定开启温度，制冷机会自动启动工作。如果仍不能工作，说明制冷机损坏，检修或更换，故障即可排除。

（3）加压泵损坏：该设备是通过加压泵促进冰毯内的水循环降低患者体温。在对患者加冰毯进行治疗时，首先应该检测冰毯的各项性能，检查冰毯面是否因折损坏、出现漏水、加压泵工作是否正常。

3. 接口处漏水　检查接口快速接口是否锁紧。

4. 温度传感器异常

（1）温度传感器损坏检测温度传感器异常，可以用温度计对比的方法进行。

（2）外部环境温度异常。传感器接触不良，导致检测到外部环境温度时，可能超出感测温度范围而报警，此时应该检查传感器的位置。

（秦秀平）

# 第五章

# 神经急危重症患者血栓的预防及护理

## 第一节 概论

### 一、深静脉血栓的定义

静脉血栓形成（deep venous thrombosis，DVT）是指血液在深静脉内不正常地凝结、阻塞管腔，导致静脉血液回流障碍。全身主干静脉均可发病，尤其是下肢，又以左下肢多见。若未予及时治疗，将造成慢性深静脉功能不全，影响生活和工作，甚至致残。在急性阶段由于血栓脱落所引发的肺梗死是临床猝死的常见原因之一。

### 二、深静脉血栓的形成机理

1946 年，Virchow 提出血流缓慢、静脉壁损伤和血液高凝状态是造成深静脉血栓形成的三大因素。损伤可造成内皮脱落及内膜下层胶原裸露，或静脉皮内及其功能损害，引起多种具有生物活性物质释放，启动内源性凝血系统，同时静脉壁电荷改变，导致血小板凝聚、黏附，形成血栓。静脉血流缓慢，在瓣膜内形成漩涡，使瓣膜局部缺氧，引起白细胞黏附表达，白细胞黏附及迁移，促成血栓形成。血液高凝见于妊娠、产后或术后、创伤、长期服用避孕药、肿瘤组织裂解产物等，使血小板数增高，凝血因子含量增加而抗凝血因子活性降低，导致血管内异常凝结形成血栓。血栓形成后可向主干静脉的近端和远端滋长蔓延。其后在纤维蛋白溶菌酶的作用下，血栓可溶解消散，血栓脱落或裂解的碎片成为栓子，随血流进入肺动脉引起肺栓塞。

### 三、深静脉血栓形成的危险因素

（1）既往 DVT 病史。

（2）久坐或长时间旅行等行动受制。

（3）年龄大于 40 岁。

（4）手术或重大伤害（尤其骨科类）。

（5）长时间卧床或不动。

（6）高血压。

（7）心脏病发作或中风。

（8）充血性心力衰竭。

（9）慢性呼吸衰竭。

（10）肥胖。

（11）缺少运动的生活方式。

（12）吸烟。

（13）静脉曲张。

（14）高雌激素水平，如怀孕或使用避孕药。

（15）癌症。

风险是累积相加的，因素越多，风险越大。

## 四、深静脉血栓的风险因素评估量表

深静脉血栓的风险因素评估量表见表5-1。

### 表5-1 Caprini评估量表

| 分类 | 3分项 | 2分项 | 1分项 |
|---|---|---|---|
| 年龄一般状态 | ≥75岁 | 61~74岁<br>卧床时间 > 72小时 | 41~60岁<br>需卧床休息的内科患者<br>肥胖 BMI > 25<br>妊娠期或产后<br>下肢水肿<br>静脉曲张 |
| 既往史及家族史 | VTE家族史<br><br>VTE病史 | 原因不明或反复自发性流产史<br>严重肺部疾病，含肺炎（1月内）<br>脓毒血症（1月内）<br>炎症性肠病史 | |
| 伴随疾病 | 肝素诱导性血小板减少症<br>其他先天或获得性血栓症<br>狼疮抗凝物阳性<br>VLeiden因子阳性<br>凝血酶原G20210A<br>阳性<br>血清同型半胱氨<br>酸升高 | 恶性肿瘤 | 急性心肌梗死<br>肺功能异常 |
| 本次入院操作 | | 外科大手术（ >45分钟）<br>腹腔手术（ >45分钟）<br>关节镜手术 | 外科小手术 |

注：0分：极低危，早期并坚持活动，不需要特殊的处理；

1~2分：低危，推荐机械性预防；

3~4分：中危，药物预防/或机械性预防；

≥分：高危，药物预防/或机械性预防。

### 五、下肢深静脉血栓的临床表现

1. 患肢肿胀　是下肢静脉血栓形成后最常见的症状。急性期患肢组织张力高，呈非凹陷性水肿。皮色泛红，皮温较健侧高。肿胀严重时，皮肤可出现水疱。

2. 疼痛、压痛和发热　疼痛的原因主要有两方面。

（1）血栓在静脉内引起炎症反应，使患肢局部产生持续性疼痛。

（2）血栓堵塞静脉，使下肢静脉回流受阻，患侧肢体胀痛，直立时疼痛加重。压痛主要局限在静脉血栓产生炎症反应的部位。急性期因局部炎症反应和血栓吸收可出现发热。

3. 浅静脉曲张　属于代偿性反应，当主干静脉堵塞后，下肢静脉血通过浅静脉回流，浅静脉代偿性曲张。

4. 股青肿　股青肿是下肢静脉血栓中最严重的一种情况。临床表现为剧烈疼痛，患肢皮肤发亮，伴有水疱或血疱，皮色呈青紫色，皮温冷，足背动脉、胫后动脉搏动不能扪及。患者全身反应强烈，伴有高热、神志淡漠，有时有休克现象。

### 六、肺栓塞的临床表现

1. 呼吸困难及气促　多于栓塞后即刻出现，尤在活动后出现，是肺栓塞最重要也是最常见的临床症状。

2. 胸痛　肺栓塞所致胸痛可分为胸膜炎性胸痛和心绞痛样胸痛。当栓塞部位靠近胸膜时，由于胸膜的炎症反应可导致胸膜炎性胸痛，发生率40%～70%，呼吸运动可加重胸痛。心绞痛的发病率仅为4%～12%，由于冠状动脉血流减少、低氧血症和心肌耗氧量增加所致，不受呼吸运动影响。

3. 晕厥　晕厥可以是肺栓塞的唯一首发症状，发生率约为11%～20%。主要表现是突然发作的一过性意识丧失，多合并有呼吸困难和气促表现。

4. 烦躁不安、惊恐和濒死感　发生率约为55%，是肺栓塞的常见症状。主要由严重的呼吸困难和（或）剧烈胸痛引起病情的严重程度不同，上述症状的轻重差异很大。当出现极度惊恐、焦虑时，往往提示栓塞面积较大，预后差。

5. 咯血　在肺栓塞患者中，有咯血症状者仅占11%～30%。咯血量一般不多，多于栓塞后24小时左右出现，早期为鲜红色，数日后可变为暗红色。大咯血较少见。急性肺栓塞时咯血主要反映局部肺泡血性渗出，并不意味着病情严重。当呼吸困难、胸痛和咯血同时出现时称为"肺梗死三联征"。

6. 咳嗽　发生率为20%～37%。可于栓塞后很快出现，多为干咳或伴有少量白痰。当继发感染时，可出现脓痰。也可伴有喘息症状。

### 七、深静脉血栓的辅助检查

1. 超声多普勒　可显示下肢深静脉是否有血栓和血栓部位，能区别静脉阻塞是来自外来压迫还是静脉内血栓形成，对小腿静脉丛静脉血栓再通的患者也有满意的检出率。

2. 下肢静脉造影　可直接显示下肢静脉的形态、有无血栓、血栓的形态、位置、范围和侧支循环。

3. 放射性核素检查　是一种无损伤的检查方法，通过测定肺通气/血流比值，筛选有无肺栓塞的发生，也适合小腿静脉丛静脉血栓的检测，灵敏度高。

4. 血液检查 D-二聚体检测，D-二聚体是纤维蛋白复合物溶解时产生的降解产物。下肢深静脉血栓形成的同时纤溶系统也被激活，血液中D-二聚体浓度上升。因此，血液中D-二聚体浓度测定在临床上有一定的实用价值。

（肖　姗）

# 第二节　深静脉血栓的预防

## 一、基础预防

（1）下肢运动锻炼：手术后除协助、督促卧床患者定时翻身外，由专人帮助患者进行由踝关节起自下而上地做比目鱼肌、腓肠肌挤压运动，每小时10~12次，不少于3次/d，配合做深呼吸锻炼，可加速下肢静脉回流。

（2）减少对血管内膜的损伤：避免在同一静脉进行多次穿刺，穿刺部位如出现炎性反应，应立即重新建立静脉通道。如必须多次穿刺抽血，可选择一处血管留置套管针。

（3）及时补充血容量、纠正脱水、改善血液的黏滞性。

（4）绝对戒烟酒，注意患肢保暖，防止冷刺激引起静脉痉挛、血流淤积。

## 二、神经急重症患者发生深静脉血栓的相关因素

神经外科患者发生DVT的危险因素包括开颅手术影响和药物作用。

### （一）手术影响

（1）外科手术对血管内皮细胞有损伤，使纤维蛋白溶解减少，从而激活了内源性和外源性凝血系统。

（2）颅脑手术过程中脑组织损伤后释放的大量凝血酶原均可使血液处于高凝状态。

（3）术后机体处于应激状态致儿茶酚胺大量分泌导致血管收缩，出现静脉回流障碍。

（4）手术时处于被动体位，且开颅手术普遍时间较长，术后患者卧床时间长，若遗留有神经功能障碍，如昏迷、偏瘫等常造成患者肢体尤其是下肢活动不足，肢体肌肉松弛，易导致下肢静脉回流缓慢，引起下肢血液滞留从而形成DVT。

### （二）药物作用

（1）颅脑手术后患者常需要输注20%甘露醇脱水降颅压，导致血液浓缩、血黏稠度增加、血流缓慢，从而促使和诱发DVT的形成同时甘露醇及静脉高营养液等高渗液体输入对静脉血管内壁有较强的刺激作用，长期使用易导致静脉血栓。

（2）术中麻将药物或/和术后镇静药物作用使下肢肌肉收缩功能障碍，导致周围静脉扩张，静脉血流速度减慢。

（3）部分患者术后使用止血药物，从而促进血液的高凝状态。

（4）术后由于治疗需要，需留置静脉通路，输液结束后未正确进行正压封管，使导管内形成血凝块，血凝块随着输液液体进入血管腔内会导致DVT的形成。

### 三、抗血栓压力带的应用效果及注意事项

抗血栓压力带是通过增加下肢的压力来促进下肢血液循环及淋巴回流以改善局部供氧的，可降低静脉扩张，增加血流速度，缓解血液淤滞增加瓣膜功能，从而减少血栓形成的机会。

（1）测量腿部尺寸，正确选择尺寸（S. M. L）以确保最大预防效果。

（2）穿戴时将患者脚跟对准抗血栓压力带后跟标识处，袜跟对准脚跟，保证各个部位的压力准确。

（3）将抗血栓压力带推扶平整，不能有褶皱，因为这样会使压力增加，影响效果。

（4）腿长型抗血栓压力带确保三角缓冲绷带位于股动脉上，并位于大腿内侧。防滑带位于臀沟。

（5）每日洗澡时，退去压力带以观察皮肤状况，建议穿戴时间为 24 小时，每次停止使用应不超过 30 分钟，每 2~3 日用 40~60℃ 水清洗，自然晾干，不可用含氯的洗涤剂清洗，不可拧干，以防损坏梯度压力。

（6）如果皮肤出现斑纹、灼热或者褪色情况，停止使用弹力袜，特别是后跟和骨头突出的地方，或者患者感觉疼痛或不适。如果可以，提供间歇式的压力系统或者足底泵替代。

### 四、间歇充气压力装置的应用效果及注意事项

间歇式充气压力系统具有保证血液单向流动，提高血流速度，有效清除静脉瓣后血液淤积，避免静脉瓣受损，确保血液流速稳定在一个较高的水平，达到增强血液循环，有效减少 DVT 及肺栓塞（PE）的发生率。

（1）在使用充气加压腿套前要先进行临床检查，除外已发生的 DVT。选择患者时需要进行无创静脉检查。

（2）操作前应检查用物，确保仪器可以正常使用。

（3）按照测量的患者腿围长度选择合适型号的腿套。

（4）操作过程中，腿套应避免与皮肤直接接触，以免引起皮肤不适。

（5）妥善固定引流管，以防脱出；对于腿长型腿套，膝关节部位应暴露在腿套之外，连接管位于肢体上方，没有扭曲、打折的现象，腿套的松紧度以伸进两指为宜。

（6）当气压不足时可能是护套软管连接不良、护套漏气、压力低，要及时检查软管系统和护套，如有损坏更换护套即可。

（7）当气压过低时可能是软管打结，软管没有连接气泵，及时检查软管扭曲打结处，将软管与气泵连接，关掉气泵开关，重新启动。

（8）充气加压腿套必须持续使用，只能在需要清洁时才可取下，但不能超过 30 分钟。连续使用不应少于 72 小时，或连续使用直到患者可下床走动。对于非手术患者，一旦确诊有发生 DVT 的危险应立即使用。

（9）连续使用时压力护套应定期取下检查皮肤的一般情况。做好皮肤护理，观察局部血液循环，避免血液流通不畅。

（10）当没有气压输出时，应停止使用，立即报送维修。

### 五、PICC 相关性血栓的预防及护理

1. 置管前评估 操作者应全面了解患者病情，详细评估，对容易发生血栓的患者应慎重使用 PICC，严格掌握适应证和禁忌证。偏瘫患者应选择健侧置管，防止因血液黏稠度高、血流缓慢导致循环障碍形成血栓。其次，操作者应根据患者的血管条件及经济条件选择适宜的器材，尽量使用材质柔软、小型号的导管，并根据个体差异选择不同长度，使导管尖端管径粗大且血流丰富的上腔静脉。

2. 减少对血管内膜的损伤 尽量选择右侧贵要静脉。同时，操作者应具备熟练的置管技术，避免反复多次静脉穿刺，以免损伤血管内膜。尽可能冲净无菌手套上的滑石粉，避免粘到管壁上带入血管中，最好选用无滑石粉型手套。

3. 正确的封管方法 对预防血栓的形成具有重要作用。在 PICC 导管置入后，体表创面被血浆、组织蛋白包裹，导管周围形成纤维蛋白鞘，纤维蛋白在导管内面沉积，细菌可以附着其上，并迅速被生物膜包裹，免受机体吞噬，从而形成血栓。应选用 10ml 以上的注射器，采用脉冲式冲管，使封管液在导管内形成小漩涡，有利于将导管内的残留药物冲洗干净。采用正压封管确保管内全是封管液，而不是药液或血液。应严格掌握封管技术，以减少 PICC 相关性血栓的发生。

4. 药物预防 恶性肿瘤患者无出血倾向者可给予阿司匹林、丹参服用，小剂量华法林可以使 PICC 相关性血栓的发生率从 38% 降低到 10%。有研究显示，在常规肝素液封管的基础上联合使用小剂量尿激酶封管，能有效预防脑血管病患者 PICC 相关性血栓的形成。

5. PICC 置管后对患者的指导 嘱患者置管侧肢体适度活动，避免置管侧肢体做过度外展、旋转运动，致导管随肢体运动增加对血管内壁的机械刺激。在输液及睡眠时避免长时间压迫置管侧肢体，致血液流动缓慢。在置管侧肢体出现酸胀、疼痛等不适感觉时应及时报告，以便及时处理。

6. 拔管时，先回抽血 2ml 目的是抽出导管内或导管末端可能有的血栓，防止拔管后栓塞。

（秦秀平）

## 第三节 深静脉血栓发生后的护理

### 一、深静脉血栓发生后的基础护理

深静脉血栓形成急性期表现为肢体突发肿胀、胀痛、肤色改变、活动受限，重者肢端动脉搏动减弱甚至消失，肢体重度肿胀、青紫，甚至发展到肢体坏死。血栓脱落可导致致死性肺栓塞（PE）。后期常遗留有深静脉血栓形成后综合征（PTS），严重影响患者生活质量。因此深静脉血栓发生后的基础护理目标为减轻肢体肿胀、预防血栓脱落。

（一）下肢深静脉血栓

1. 护理原则 下肢深静脉血栓形成最常见症状为患肢肿胀，严重时可出现水疱；疼痛和压痛主要是由血栓在静脉内引起炎症反应和血栓堵塞静脉使下肢静脉回流受阻两方面原因引起；下肢静脉血栓形成严重的并发症为血栓形成后综合征（PTS）和肺栓塞（PE）；因此

下肢深静脉血栓形成的基础护理原则为减轻肢体肿胀、疼痛，降低并发症的发病率。

2. 护理措施

（1）心理护理：下肢深静脉血栓形成导致的急性下肢肿胀、疼痛，给患者带来很大痛苦而担心预后，卧床及活动受限导致患者情绪低落甚至抑郁。因此应向患者耐心讲述本病相关知识，让患者消除疑虑，减轻心理负担，使患者能主动地参与到疾病治疗和自我护理中来。

（2）饮食护理：如病情允许饮食宜清淡易消化，避免高胆固醇饮食，多食富含维生素、高纤维，多食新鲜蔬菜、水果，如西红柿、梨、苹果、黑木耳等，同时也可以多喝果汁和水；严格戒烟，因烟草中的尼古丁可引起血管收缩，影响患肢血液循环；保持大便通畅避免因腹压增高而影响下肢静脉回流。

（3）静脉穿刺：避免在患肢穿刺，由于患肢静脉血流缓慢，静脉应用的各种刺激性药物及高渗溶液长期滞留，特别是大隐静脉穿刺，更容易损伤静脉内膜，促进血栓形成；护士应提高穿刺技能，勿在同一静脉反复穿刺，以减少静脉血管内膜的损伤，多采用上肢静脉留置针方式，并减少留置时间。

（4）体位护理：发病后 5～7 日内应绝对卧床休息，上半身抬高 15°，下肢抬高 20°～30°，膝关节屈曲 15°，这种体位能使髂股静脉成松弛不受压状态。

（5）患肢的护理：①严禁按摩，以免造成血栓脱落，发生 PE 危及生命。②严禁冷、热敷，因冷敷可减少组织代谢，同时会引起血管收缩，不利于解除痉挛和建立静脉的侧支循环；而热敷会促进组织代谢，增加耗氧量，且栓塞后患肢感觉迟钝，易造成皮肤烫伤。③每日可做足背屈伸运动数十次，每次 3～5 分钟。④观察患肢皮肤的温度、颜色、肿胀程度和足前动脉搏动情况。腿围测量方法是于治疗开始后每日定时、定部位测量双下肢周径。小腿测量的位置为髌骨下缘 10cm 处，大腿为髌骨上缘 20cm 处计算出两侧差值记录。周径＝ [（患肢周径－健肢周径）÷健肢周径]×100%。⑤患肢血液循环障碍，局部压迫易引起缺血、缺氧，要加强基础护理保持床单位整洁、皮肤清洁，每 2 小时给予患者翻身，防止发生压疮。

## （二）上肢深静脉血栓

1. 护理原则　上肢深静脉血栓因重力作用较下肢深静脉血栓更容易发生 PE，因此防止血栓脱落是上肢深静脉血栓的主要护理原则。

2. 护理措施

（1）心理护理：患者会因肢体肿胀疼痛出现焦虑甚至抑郁，护理人员应主动向患者及家属详细讲解疾病的发生原因及治疗和护理的意义、注意事项，消除患者紧张心理。

（2）病情观察：密切监测患者生命体征，注意血氧饱和度的波动情况，观察患者有无呼吸困难、咯血、胸痛等 PE 症状。

（3）体位护理：抬高患肢 20°～30°，肘关节处于微屈抬高状态，促进血液循环以减轻肿胀。

（4）导管相关性血栓护理：如患肢有 PICC 导管留置不可急于拔管，以防止栓子脱落造成 PE 可能。请血管外科医生会诊，可利用 PICC 导管将溶栓药物直接作用于栓子处，先溶栓再行彩色多普勒超声检查，提示血栓溶解后再进行拔管。

## 二、神经急重症患者抗凝治疗期间的护理要点

1. **心理护理**　意识清醒患者应向患者宣教抗凝的目的及注意事项，使其充分理解抗凝的重要性，取得其知情配合，消除恐惧不安心理。

2. **体位护理**　抬高患肢促进血液回流。可每日测量肢体周径，观察肿胀有无改善和消退。

3. **饮食护理**　给予患者清淡易消化软食，避免食物过硬、过烫必要时可给予半流质饮食；可多饮用果汁或蔬菜汁保持大便通畅，预防便秘。

4. **出血倾向的观察**　治疗过程中应密切观察有无出血倾向，注意皮肤、黏膜、牙龈有无出血点，静脉穿刺点有无渗血或出血。观察尿、粪颜色以及检查结果有无潜血。同时注意患者有无意识模糊、瞳孔变化、头痛、呕吐、肢体活动受限、血压升高等颅内出血现象，遵医嘱及时抽血送检出凝血全套，检查结果正确记录，及时向医师汇报。

5. **皮肤的护理**　由于此期间患者绝对卧床，皮肤处于持续受压状态，若护理不当，此时最容易发生压疮。此期间护士应协助更换体位，保持被褥平整、干燥，防止压疮发生。

## 三、抗凝药物注射规范

临床上预防及治疗深静脉血栓形成使用抗凝剂皮下注射的较多。对于神经科护士抗凝剂皮下注射不是原有的专科技能，在注射部位、穿刺角度、注射前是否需要排气和抽回血、推注药液速度、拔针后是否需要按压注射点及按压时长等很多操作细节上存在争议；在药物保存、用药时间点、用药后的观察点、不能同时使用的药物和患者的宣教内容等方面也缺乏关注和规范。

1. **注射部位选择**　注射部位选择腹部，有规律地轮换注射部位，能明显减少出血。建议注射部位为脐周左右 10cm，上下 5cm，避开脐周 1~2cm，避免同一部位重复注射每针间隔 2cm。注意患者腹部系皮带、裤带处不予注射。

2. **药品准备**　临床上使用的抗凝剂多为预灌针剂，注射时不必排气，针筒内有 0.1ml 的空气，如打半量，药液预先排除，注射时将针头朝下。空气弹至药液上方，注射完毕该空气正好填充于针乳头处，使得针筒内无药液残留，保证了剂量的准确，又避免了针尖上药液对局部皮肤的刺激，可减少局部淤血。

3. **注射方法**　皮下注射。

（1）进针角度：一手拇指、示指捏起腹壁皮肤使之形成一凸起皱褶（注射全程均应捏起腹壁皮肤）另一手垂直进针。

（2）注射速度：注射过程中使用推注时间为 10s，然后停留 l0s 的方法可明显减少注射部位皮下出血发生率和出血面积。

（3）注射后按压：拔针后是否用棉签按压存在很大争议，如用力较大，易引起毛细血管壁破裂出血，形成局部淤血。注射时捏起皮肤成皱褶，以使毛细血管弯曲，不易受到破坏。且垂直进针可减少组织损伤，再加上一次性预灌针剂的针头很细，拔针后不会引起皮肤表面出血，故无需按压。但也有研究发现，局部压迫 3 分钟可以有效降低皮下出血发生率及较大面积出血率。因此临床工作中应因患者个体状态而定，但有一点很明确，用力按压是不被推荐的。

4. **注意事项**　注射后禁忌热敷、理疗或用力在注射处按揉，以免引起毛细血管破裂出

血。瘀斑的发生与药物注入肌肉层直接相关。为了避免瘀斑发生，必须在注射时提起局部皮肤，使之形成一皱褶。且在注射全过程中保持皮肤皱褶，针头必须垂直进入皮下组织，避免进入肌肉层。

## 四、深静脉血栓形成后放置滤器后的护理要点

腔静脉滤器为一种用金属丝制成的器械，可通过输送器置入腔静脉治疗，能阻挡 3mm 以上的栓子进入肺动脉引起肺栓塞，有并发症少、损伤小、出血少、恢复快的优点。

1. 体位与活动　术后应卧床休息 24 小时，穿刺处肢体 8 小时制动，24 小时髋关节禁止屈曲，患肢仍需抬高 20°～30°。踝关节做伸曲活动，每日 3～4 次，每次 10～15 分钟。注意保暖，以促进下肢静脉回流，缓解肢体肿胀。

2. 监测生命体征　持续心电监护，严密监测生命体征和血氧饱和度，予吸氧，观察尿量变化，记录 24 小时出入量。注意有无胸闷、胸痛、咳嗽、心悸及气促等症状，因为腔静脉滤器植入术后，极少数患者仍有可能发生 PE，主要是中央型血栓患者在腔静脉滤器植入时松动了血栓所致，一旦发现患者出现以上症状，立即通知医生给予对症处理。

3. 穿刺部位的观察及护理　穿刺处弹力绷带加压包扎 8 小时以上以止血，密切观察局部出血情况及有无皮下血肿。压迫止血过程中应观察足背动脉搏动情况及穿刺肢体皮温皮色情况，以免压力过大造成肢体缺血。

4. 饮食护理　术后当日指导患者饮水 1 000～1 500ml 以利于造影剂排出；进食易消化、低脂、富含维生素和膳食纤维的食物，避免硬、烫等刺激性食物，防止消化道出血，保持大便通畅，不可用力排便，以免增加腹压和下肢静脉回流阻力。

5. 健康教育　①戒烟，防止尼古丁等有害物质刺激血管收缩，诱发血栓再次形成。②适当活动，下床活动后穿医用弹力袜 3～6 个月。避免久站久坐，卧床休息时适当抬高患肢。③出院 6 个月后复查腔静脉滤器位置等情况，告知患者如有不适及时复诊。

## 五、患者突发肺栓塞时的应急措施

肺栓塞起病急致死率高，需紧急处理，重点为促进通气和氧合，防止低血压，监测出血情况，预防并发症的发生。

1. 制动　立即卧床休息，避免突然改变体位，减少搬运，条件允许应就地抢救。

2. 保证有效氧合　给予高流量吸氧，密切监测血氧饱和度及氧分压等氧合指标，必要时给予建立人工气道呼吸机辅助通气。

3. 建立静脉通道　立即建立 2 条静脉通道保证抢救药品供给。

4. 严密监护　监测呼吸、心率、血压、中心静脉压、心电图及血气变化。

5. 止痛　剧烈胸痛的患者可肌内注射吗啡等止痛药物（休克者禁用），注意密切观察给药后呼吸及血压情况。

6. 对症治疗　治疗低血压、抗休克；发热患者给予物理降温。

7. 心肺复苏　对于呼吸、心搏骤停的患者，立即行心肺复苏；胸外心脏按压时心脏区血液冲击到肺动脉可使栓子破碎而有被推入末梢位置的可能，希望能恢复部分肺动脉供血，挽救患者生命。

（张利利）

# 第六章

## 神经外科的临床护理

### 第一节  病情观察与护理评估

观察病情是护士的基本职责，是护理危重患者的前提，神经外科患者的特点是急、危、重，病情恶化快，延误诊断后果严重，患者急性期死亡率高。所以要求我们护士要有高度的责任心。

护理工作与疾病的诊断有着不可分割的内在联系，护理工作的主要任务之一，就是对病情进行详细的观察。诊断的确立正是以充分掌握病情为基础的，护士与患者接触多，时间长，对病情的观察有连续性，因此能够为诊断提供线索和依据，有时观察到的每个问题，会对确定诊断起到关键性的作用。所以作为一名护士应该把病情观察看成一项比打针发药更重要的基本功，努力当好医生诊断疾病的助手和参谋。

#### 一、病情观察的基本原则

（1）保持呼吸道通畅，维持正常气体交换。
（2）维持血流动力学稳定，保持正常脑灌注。

#### 二、病情观察的内容

（1）一般生命体征：体温、脉搏、呼吸、血压、心电图监测、中心静脉压监测、血氧饱和度监测。
（2）专科体征观察：意识、眼部征象、肢体功能、反射检查、语言功能观察、姿态及肌张力变化、颅内压监测。
（3）其它观察项目：如各种管路的观察、皮肤与黏膜观察、排泄物的观察、药物应用的观察。

#### 三、一般体征

当机体发生病情变化时，生命体征也就随之发生相应的改变，观察的重点应放在动态变化方面，因为它们反映了整个机体的情况，常是病情严重的信号。

（一）体温

机体深部的平均体温。重型颅脑损伤患者并发高热主要是中枢性高热，不论手术开颅血肿清除还是非手术治疗，出现脑疝或高热，应立即使用降温毯及早期采用冬眠疗法，可降低耗氧量，减少高热对脑组织的损害，保护血脑脊液屏障，减轻脑水肿，从而降低病死率及减轻致残率，改善预后。早期使用降温毯及采用冬眠疗法确实能起到降低体温的作用。体温正常值：直肠 36.5~37.7℃，口腔舌下温度 36.3~37.2℃，腋窝 36~37℃。

体温变化及临床意义：

（1）体温升高：感染，脑室或蛛网膜下腔出血，中枢性高热。

（2）体温过低：全麻后早期，下丘脑损伤或濒临死亡的患者。

（3）中枢性体温升高：常见于脑干损伤、肿瘤或手术所致体温内调节中枢受损，此时主要是以物理降温为主。中枢性高热的患者常同时伴有意识障碍、尿崩及上消化道出血等症状。发热特点是躯干温高，四肢温度低。

（4）周围性体温升高：常见于感染引起的炎症，可采取药物或物理降温。

（二）呼吸

1. 观察内容 呼吸运动度、呼吸频率、呼吸节律、呼吸深度。

2. 正常呼吸 双侧胸廓呼吸运动对称，节律匀齐，深度适中，频率每分钟 12~20 次。

3. 异常呼吸

（1）呼吸频率加快（大于 30 次 / min）：高热，肺部感染，哮喘，缺氧 - 低氧血症，脑脊液酸中毒，高热，中枢神经源性 - 基底节、下丘脑、延髓病变。

（2）呼吸频率减慢（小于 10 次 / min）：酸中毒，Cushing 氏反应，颅内压增高，麻醉剂，胸膜炎。

（3）潮式呼吸（重症脑缺氧）：双侧大脑半球病变，间脑病变。

（4）叹气样呼吸：桥脑上部损害。

（5）点头样呼吸：濒死状态。

（6）间停呼吸：脑炎、颅内压增高、剧烈疼痛或呼吸中枢衰竭时。

（7）深大呼吸：尿毒症、糖尿病等引起的代谢酸中毒。

（8）浅快呼吸：见于胸壁疾病或外伤，若呼吸表浅而不规则，有时呈叹息样呼吸见于濒死患者。

（三）脉搏

1. 监测内容 脉率、脉律，脉搏强弱。

2. 正常脉搏 检查脉搏部位为身体浅表靠近骨骼的动脉，通常用两侧桡动脉。

3. 异常脉搏 应测 1min。正常情况下脉搏次数与心跳次数一致，节律均匀，间隔相等，脉搏强弱一致，当脉搏微弱难测得时应测心率。频率：婴幼儿 130~150 次 / min，儿童 110~120 次/min，正常成人 60~100 次 / min，老年人可慢至 55~75 次 / min，新生儿可快至 120~140 次 / min。

（1）脉搏增快（大于 100 次 / min）：发热、贫血、心力衰竭、心律失常、休克、甲状腺功能亢进。

（2）脉搏减慢（小于 60 次 / min）：颅内压增高，阻塞性黄疸，房室传导阻滞，洋地黄中毒，甲状腺功能减退。

（3）脉搏消失：多见重度休克、多发性大动脉炎，闭塞性脉管炎，重度昏迷患者。

（4）节律异常：间歇脉（早搏）、二联律及三联律、脉搏短绌或绌脉。

（5）脉搏强弱异常：洪脉（见于中暑、高热患者）、丝脉（见于大出血、休克患者）、交替脉（高血压性心脏病、冠心病、心肌炎等）、奇脉（心包填塞、心包积液和缩窄性心包炎）。

（6）心率的变化是较敏感的指标，是机体在应急状态下最早发生变化的指标，在动态观察过程中我们发现，在血压下降，$SpO_2$ 下降、呼吸紊乱的早期常有心率增快，当患者的心率在短时间内增快 15 次以上时，注意呼吸道分泌物是否增多、呼吸紊乱和消化道出血等情况，应及时给予吸痰保持呼吸道通畅，及时抽取胃液观察其性状，必要时送检，了解有无消化道出血等，这样可以在早期发现病情的发展。

（四）无创血压

血压的监测是重要的指标，是颅内压变化的重要指标，如进行性增高，脉搏慢而有力，呼吸慢而深，提示颅内压增高；若血压下降，脉速而弱，呼吸不规则，提示脑干功能衰竭。

1. 正常血压及测量　以肱动脉血压为标准，收缩压 90～140mmHg，舒张压 60～90mmHg，脉压为 30～40mmHg。右上肢血压高于左上肢。测量方法：肘上 2～3cm，松紧度以能放入 1 指为宜，袖带与心脏在同一水平面，定部位测量。

2. 异常血压及临床意义

（1）血压升高：Cushing 氏反应：两慢一高（心率呼吸减慢，血压进行性升高）、原有高血压病。

（2）血压降低：血容量不足，脱水过度，感染或过敏性休克，中枢循环系统衰竭，延髓功能衰竭。

（3）脉压变化：脉压增大见于主动脉瓣关闭不全，主动脉硬化等；脉压减小见于心包积液、缩窄性心包炎。

（五）血氧饱和度

1. 正常血氧饱和度　正常值：95%～100%。

2. 监测目的　提示氧输送是否正常，如下降说明需氧和供氧不平衡。

3. 影响氧饱和度因素　脉搏强弱、血压高低，血红蛋白含量度、血液中的色素成分，肤色及指甲过长等。

（六）心电图监测

各种心律失常（房颤，室性早搏，室上速，室速及室颤等）。

（七）中心静脉压监测

正常值 3～12cmH₂O 或 3～9mmHg。

## 四、神经科特殊体征的观察

（一）意识

意识是较高级的大脑功能活动，人在清醒时能对周围环境和自身内部各种变化所产生的印象，与过去类似的经验加以联系，进行比较分析，作出判断，确定其意义，这种功能便是意识，而思维活动、随意运动和意志活动是意识活动的具体表现．因此，意识包括觉醒状态和精神活动（意识内容）两方面，是人对周围环境及自身状态的识别和觉察能力。大脑皮质和脑干上行网状激活系统对维持意识起着重要作用，前者与精神活动和意识内容有关，后者与觉醒状态有关。如果这些部位受损或高度抑制时即可产生不同程度的意识障碍。

意识障碍的分类及临床表现具体见第四章急性意识障碍处理与评估相关内容。

## （二）眼部征象

1. 瞳孔变化及临床意义

（1）瞳孔大小：①瞳孔散大——动眼神经受压。②瞳孔针尖样缩小——桥脑损伤。

（2）瞳孔不圆（三角形，多边形）：中脑损伤。

（3）瞳孔多变：脑干损伤。

（4）脑疝中瞳孔的变化：①小脑幕切迹疝：意识障碍进行性加重，同侧瞳孔散大，对侧肢体偏瘫，锥体束征阳性。②枕骨大孔疝：呼吸突然停止，然后出现瞳孔散大、心跳停止。

2. 眼球震颤

（1）迷路所致眼球震颤：多为水平或旋转性眼球震颤，但无垂直眼球震颤。多伴有眩晕，恶心和听力障碍。症状持续时间较短。

（2）前庭神经病变所致眼球震颤：主要为水平性眼球震颤，快相向健侧，多伴有恶心及眩晕，无听力障碍，症状持续时间较长。

（3）脑干病变所致眼球震颤：延髓病变多为旋转性或水平与旋转混合性震颤。脑桥病变多为水平性眼球队震颤。中脑大脑脚病变眼球颤多为垂直性。

（4）小脑病变所致眼球震颤：多为水平或旋转性眼球震颤，向病侧注视时明显。第四脑室底病变可为垂直性眼球震颤。

3. 眼底的改变　视盘水肿是颅内高压的可靠客观体征，玻璃体下片状出血常是蛛网膜下腔出血的特殊体征。

4. 球结膜水肿　是颅内高压最易发现的可靠体征。

## （三）肢体功能

了解肢体瘫痪的范围及程度，观察有无抽搐或不自主运动，有无共济失调。观察肢体肌力、肌张力，结合病理反射和有无感觉障碍进行综合分析，来帮助判断病情。如出现一侧肢体活动障碍加重，往往表示占位病变在增大。

## （四）语言功能观察

1. 运动性失语

（1）以口语表达障碍为特点，呈非流利型口语，讲话费力，发音，语调障碍，找词困难。

（2）语量少，每分钟讲话字数少于 50 个，仅限于实质词且缺乏语法结构，呈特征性的电报式语言。

（3）口语理解相对好，严重时对带有序词的句子理解困难。

（4）复述，命名、阅读及书写均不同程度受损。

（5）病变位于优势半球的额下回后部及相应皮质下白质及脑室周围白质。

2. 感觉性失语

（1）突出特点是对口语理解障碍，虽听觉正常，但不能听懂他人的讲话，对别人和自己讲的话均不理解，或仅理解个别词或短语。

（2）口语表达呈流利型，语量多，发音清晰，语调正常，但词汇语法错误紊乱，常答非所问，讲话内容缺乏实质词，不易被他人理解或完全听不懂。

（3）患者对其讲话中的错误缺乏意识及自我更正的企图为其显著的特征。

（4）常能正确模仿他人语言。

（5）与听、理解平行的阅读及听写障碍。

（6）与听、理解障碍大体一致的复述障碍。

（7）病变位于优势半球的颞上回后部。

（五）面容和表情

面容和表情可以反映患者的精神状态与病情的轻重缓急。如高热患者，表现为两颊潮红、呼吸急促、口唇干裂等急性病容；休克患者表现为面色苍白、出冷汗、口唇紫绀等重病面容；破伤风患者呈苦笑面容。

（六）皮肤与黏膜

某些疾病的病情变化可通过皮肤黏膜反映出来。如休克患者皮肤潮湿、四肢发冷、面色苍白；巩膜和皮肤黄染时表示黄疸，常是肝胆疾病的症状；心肺功能不全的患者因缺氧而使皮肤黏膜、特别是口唇及四肢末梢出现紫绀。

（七）反射检查

检查瞳孔对光反射，角膜反射，头眼反射，各种深浅反射及病理反射检查可反映意识障的程度。

（八）姿势及肌张力变化

去皮层状态显地大脑皮质广泛受损，去大脑强直状态提示已累及脑干，两侧肌张力差异有定位意义，肌张力的变化在一定程度上反应病情转归。

（九）姿势与体位

多数患者一般安静平卧，活动自如，称为自动体位。极度衰竭或神志不清、意识丧失的患者，因不能随意移动其躯干和四肢，需由他人搬动称为被动体位。由于疾病的影响被迫采取某种姿势以减轻痛苦者称为强迫体位。如急性肺水肿，心力衰竭的患者常取端坐位以减轻呼吸困难；又如急性阑尾炎、腹膜炎患者常取弯腰捧腹、双腿卷曲的姿势，以减轻腹部肌肉紧张。

（十）颅内压

（1）监测装置分为硬膜外，硬膜下，脑实质内或脑室内监测等。

（2）肉眼监测可根据球结膜水肿程度和视盘水肿程度。

（3）病情允许情况下可行腰穿测压。

（4）头痛、呕吐和视力障碍，躁动不安常是颅内压增高、脑疝发生前的征象。

（5）脉搏缓慢而洪大，呼吸慢而深，血压升高。

（十一）饮食与睡眠

饮食在疾病治疗中占有重要位置，饮食量变化、睡眠的深浅及时间的长短、有无失眠或嗜睡等现象均应仔细观察。

（十二）排泄物的观察

1. 尿、粪便的观察  小便颜色、量，大便颜色、量及性状，对疾病的诊断和治疗有密切关系。

2. 痰液的观察  肺、支气管发生病变、呼吸道黏膜受到刺激，分泌物增多，可有痰液咳出。

（十三）各种管路的观察

重型颅脑损伤、开颅术后等许多危重患者，多有许多管道，如术后头部引流管（头皮下引流、硬膜外引流、硬膜下引流、脑室内引流，残腔引流）、吸氧管、胃管、尿管等。因此应加强管路的观察与护理，密切观察各种引流液的量、色、性质，并及时记录；残腔引流袋位置应低于头部，脑室引流袋固定应高出脑室 15～20cm。各种管道因妥善固定，保持通畅。氧气管、鼻饲管定期更换。保持引流管周围干燥，以防细菌感染。

1. 头部引流管观察要点  观察引流液颜色，量及引流速度。正常脑脊液无色，透明，无沉淀。24h 引流量小于 400～500ml 或 0.3ml/min。正常颅脑手术后，脑室引流可呈血性，但此颜色应逐渐由深变浅，直到清亮，若引流液的血性程度突然增高，且引流速度明显加快，可能为脑室内再出血，浑浊提示有颅内感染。

2. 脑室引流应控制引流速度  在脑室引流的早期要特别注意引流速度，避免突然降压造成脑皮质塌陷导致颅内出血。脑室引流装置不得低于脑室平面，需搬动患者时将引流管暂时关闭，防止脑脊液反流入脑室造成感染。拔管后还需注意有无颅内压增高及局部有无脑脊液漏。

（十四）药物应用的观察

药物应用是疾病治疗的重要手段之一。护士不仅要遵医嘱准确的发药、注射，而且要注意观察各种药物疗效和毒副作用。对一些特殊药物如利尿剂、强心剂、抗心律失常药、血管扩张剂、胰岛素、抗凝剂等，在使用前应对患者情况有全面了解，并熟悉各有关药物的药理学知识。

## 五、临床护士如何提高病情观察能力

1. 抓好疾病发作时的观察与分析  有的患者在入院时诊断尚未明确，还要作进一步观察和进行各种检查，发作状态是疾病本身的集中表现，必须抓住这一时机，进行耐心细致的观察，如了解疾病发作的诱因，起病的缓急，症状出现的顺序，发展规律的有意义的体征

2. 认真对待新出现的症状和体征  一些新症状和新体征的出现，常说明病情有些转化。特别是与本病发生无关的并发症的出现，需要认真地对待和观察。

3. 注意患者对治疗和处理的反应  护士的责任除了正确地执行医嘱，完成各项处理，还应该注意观察和分析患者对各种治疗和处置的反应，特别是患者的一些异常反应，更要认真对待，以便查明原因，这项工作有时不仅可以鉴定治疗是否正确，而且有可能为更正诊断提供线索。

怎样才能抓住上述三个环节：

（1）首先对患者要有高度的责任感和同情心，必须时刻把患者放在心中，把观察疾病作为每日重点工作之一，特别是对急、难、重的患者，应时刻注意捕捉病情演变。这样才能急患者所急，疼患者所疼，认真对待患者每个细致变化，要明确护士的责任心，正确理解医护分工，主动为医生提供病情，时刻对患者进行细致观察。

（2）对病情要做到心中有数，如患者的诊断是否已经确定，初步诊断是什么，哪些是重点及患者现有的表现怎样等等。

（3）要努力学习，刻苦钻研业务，扩大自己的知识面，不能把护士工作只看作是打针发药和执行医嘱，随着医学的不断发展，对护理工作的要求更新、更高，要求护士掌握的内容更广泛。作为一名护士，应该适应新形势的要求，不能满足现状，要努力进取。

## 六、对观察对象的评估

### （一）评估要点

（1）有无危及生命的情况需紧急处理（如休克、低血压、呼吸道阻塞）。

（2）有无严重的潜在性疾病或并发症（如下肢静脉血栓形成，冠心病，肺心病等）。

（3）有无颅内压增高导致脑疝的可能（后颅窝占位，脑出血量超过 30ml，颞叶脑挫裂伤等）。

### （二）一般情况评估

（1）起病情况和患病时间，有无明显的诱发和致病因素。

（2）主要症状发生的时间、方式、性质和持续时间，严重程度，加重或减轻的因素。

（3）病情的进展和演变，病情是稳定、缓解还是恶化，各症状发生的先后顺序及相互关系以及与环境的关系。有无其他伴随症状。

（4）有无头部或脊椎部外伤，当时有无昏迷、抽搐、瘫痪、骨折等。是否患过流行病、传染病或地方病，有无慢性感染性疾病。有无高血压、心脏病、周围血管栓塞等病史。有无恶性肿瘤或性质未明的肿瘤病史，有无与癌肿密切相关的临床症状。有无糖尿病、肺心病、甲亢等慢性疾病。

### （三）神经科情况评估

1. 意识障碍

（1）有无意识障碍及其程度：通过与患者交谈，了解其思维、反应、情感活动、定向力等，必要时做痛觉试验、角膜反射、瞳孔对光反射等检查，判断意识障碍的程度。

（2）意识障碍的原因：了解患者有无与意识障碍相关的疾病病史或诱发因素，包括有无颅脑外伤和颅内疾病以及代谢性疾病，饮食和药物使用情况，有无有害气体或毒品接触史等。

（3）意识障碍的进程：通过动态观察或 GCS 动态评分可了解意识障碍演变的进程。

（4）评估意识障碍对患者的影响：主要包括有无口腔炎、角膜炎、结膜炎、角膜溃疡、压疮、肌肉萎缩、关节僵硬、肢体畸形，有无排便、排尿失禁，有无亲属无能力照顾患者等。

2. 头痛　了解头痛的部位，是整个头痛还是局部头痛，是局限于某一部位还是变动不定。头痛的规律是持续性、发作性，还是周期性；如有阵发性加重，须注意时间、体位、头位、情绪、疲劳，以及引起脑脊液压力暂时性增高的因素（如咳嗽、喷嚏、用力排便等）。头痛性质是胀痛、搏动痛、跳痛、裂开痛，还是隐隐作痛。头痛的程度，最剧烈的头痛见于蛛网膜下腔出血和脑膜炎等。头痛的伴发症状。

3. 眩晕　询问患者发作时是否有身体旋转或移动（主观性眩晕）或外界旋转或移动（客观性眩晕）的感觉。有无恶心、呕吐、苍白、出汗、晕厥、平衡不稳以及耳鸣、听力改变等伴随症状。

4. 感觉异常　了解感觉异常的性质，如麻感、木感、冷热感、针刺感等，要分清是感觉减退、缺如或过敏。要注意感觉异常分布的范围、出现的时间、发展的过程。观察相应区的皮肤颜色、毛发分布、皮疹、出汗情况。

5. 瘫痪　了解起病缓急。瘫痪是累及某些肌群，还是单瘫、偏瘫、截瘫、四肢瘫。是痉挛性还是迟缓性，有无继续加重。有无其他伴随症状。

6. 视力障碍　排除眼部疾患后，视物不清应查明是视野缺损、复视、眼球震颤，还是视力减退。如复视应询问复视出现的方向，实像和虚像的位置关系与距离。

7. 语言评估　检查前注意患者的精神状态，在注意力集中、能合作、定向判断正常、肢体无瘫痪、视听力及发音器官正常的情况下才能获得可靠的结果。同时还需了解患者的文化程度、生活习惯、是左利手还是右利手。

（张桂萍）

# 第二节　基础护理

颅内压增高是颅脑疾病临床常见的共有的一组综合征。原因有颅脑损伤、颅内肿瘤、颅内感染、脑血管疾病、脑寄生虫病、颅脑先天性疾病，良性颅内压增高及脑缺氧等。在临床上对颅内压增高的监测和护理是神经外科重症护理的基础。

护士迅速察觉到颅内压增高风险的增加是非常重要的。在关键的时候及时发现问题，立即作出护理干预，可以避免产生不良后果。

## 一、一般护理

采用适当的体位：血压平稳、意识清楚的患者将床头抬高 15°～30°，以利于静脉回流，减轻脑水肿。休克患者取平卧位。防止各种因素刺激（包括环境因素、情绪激动、紧张、大量饮水、过量快速补液等）。对有颅高压症状的患者应及时处理，做好患者的基础护理。

## 二、病情观察

将患者入院前发病情况和入院时的生命体征状态及时、详细客观地填写护理记录，使之成为入院后病情观察的参考和对比。观察患者病情动态变化，对患者的预后评估具有重要的意义。

根据病情，每 30min 记录一次血压、脉搏、呼吸、血氧饱和度变化，同时记录患者意识、瞳孔、肢体活动的变化情况。结合辅助检查报告和体征，做到对患者进行全面的了解，初步做出准确判断，做到对患者病情心中有数。

### 三、抢救的配合

颅内压增高的早期救治，预防脑疝发生。保持呼吸道通畅，患者取平卧位，头偏向一侧，清除患者口腔内分泌物、血液、呕吐物等；开口困难及抽搐者放置开口器；防止呕吐物误吸、窒息或吸入性肺炎。建立有效的静脉通路，使用静脉留置针，以便能够方便用药。快速滴注 20% 甘露醇 250ml，或呋塞米 20～40mg 静脉注射。以后视病情可每 4～6h 重复注射。

枕骨大孔疝呼吸停止的抢救：①经眶脑室穿刺术。②开放脑室引流。③气管插管、呼吸囊或人工呼吸机辅助呼吸。④应用呼吸中枢兴奋剂。

### 四、脑室引流护理

脑室外引流术是监测患者颅内压，治疗颅内压增高的方法。脑室外引流管的护理原则：

（1）保持切口、伤口、敷料及引流管各衔接处敷料干燥，完整、无菌状态。发现敷料湿时要及时寻找原因。

（2）脑室系统是一密闭的无菌系统，更换敷料、留取标本等操作时，必须严格遵循无菌原则。

（3）严密观察脑室引流的通畅度，明确记录引出脑脊液量、颜色和性状。

（4）要经常评估临床征象与脑室外引流状况的关系，防止堵管、颅压增高、颅内感染等情况发生。

（5）搬动患者或者更换病床时，必须暂时关闭引流管，防止脱管、漏液、气颅的发生。

（6）脑室外引流不宜放过长时间，超过 1 周应提醒医生给予处理。

### 五、腰大池引流护理

腰大池引流因其操作简便、创伤小，在神经外科广泛应用，它通过脑脊液的外引流，来释放或置换血/炎性脑脊液，并可通过鞘内注射敏感抗生素直接达到治疗颅内感染的目的。腰大池引流时，椎管内置管很细，滴速很慢（控制在 5～10ml/h），使枕骨大孔疝机会减少。但是，因腰大池引流带管时间较长，护理上要注意以下几点：

（1）病情观察：腰大池引流多用于脑蛛网膜、脑室系统出血、感染病例，因此要严密观察生命体征变化和局部体征的变化。术后严格卧床，床头抬高 30°；避免剧烈咳嗽和情绪波动，保持大便通畅。

（2）引流管的观察护理中注意导管走行位置，妥善固定引流管，防止引流管扭曲、受压、脱落，搬动患者及变换体位时防止牵拉及误拔引流管。躁动者加约束带，防止牵拉导致引流管滑脱，及时应用药物镇静。

（3）严密观察腰大池引流的通畅度，明确记录引出脑脊液量、颜色和性状。

（4）预防并发症

1）感染：由于腰大池引流在一定程度上使颅脑与外界相通，可能增加颅内感染的机会。保持穿刺周围皮肤和置管部位的敷料清洁干燥，定期更换敷料和引流袋，严格按照无菌操作，保持引流管及引流袋的清洁；搬运时先夹闭引流管再搬动患者，防引流液逆流，引起逆行感染。病室每日用紫外线消毒，减少探视；定期查脑脊液常规，以便及时发现并治疗颅内感染。

2）低颅压：脑脊液引流过快、流失过多引起低颅压，产生剧烈头痛或颅内出血。定期检查，防止引流过度，根据病情调整引流高度。脑脊液引流量一般在 200ml/d 左右。

3）气颅：表现为恶心、呕吐、头痛等症状。采集标本或调整引流时防止空气进入腰大池发生气颅。

（5）待患者病情好转拔管时，首先夹闭引流管 24h，观察患者无高颅压症状时，方可考虑拔管。拔管后继续严密观察患者的意识状态、瞳孔、生命体征。拔管后要继续观察置管部位有无脑脊液溢出，必要时给予加压包扎，严格卧床。

（张利利）

# 第三节　专科护理

## 一、创伤性脑损伤

创伤性脑损伤是发生于各种机动车辆交通事故、跌伤、殴打或运动的损伤。可以按照伤者的严重程度、受伤部位、机制、GCS 评分或者是影像学表现进行分类（Peterson 1998年）。创伤性脑损伤患者的救治需要在重症监护下进行，由重症监护治疗师和有专业知识的护理人员来提供护理。

要积极了解患者受伤情况，除了要评估患者的意识水平、定位、认知、瞳孔、运动功能及生命体征以外，还应对其他系统进行评价，包括仔细检查患者身体其他部位的复合伤并进行体格检查，了解受伤的原因、时间、损伤程度、部位、有无骨折、有无昏迷等情况，以便能够及早发现并治疗复合伤和可能出现的并发症。

### （一）呼吸道管理

颅脑损伤（包括复合伤）后，经常出现中枢性呼吸抑制、呼吸道梗阻和急、慢性缺氧。因此，治疗与护理首要的工作是呼吸道的正确管理。

1. 通畅气道　对急诊昏迷患者，立即托起患者下颌，头部后仰，保持气道通畅（注意颈部损伤），安置合适的体位。清理口、鼻咽分泌物、积血、呕吐物等，吸氧，定时雾化吸入，吸痰。痰液黏稠者于气管内滴入稀释的糜蛋白酶，以利于黏稠痰液吸出。

2. 人工呼吸　对呼吸道梗阻患者，立即行气管插管或气管切开术，配合医生做好术前准备及呼吸机辅助呼吸的准备。做好术后的护理工作。

### （二）有效循环的维护与建立

颅脑损伤伴有休克时首先要严密监测心率、血压等生命体征的动态变化，协助医生尽快发现休克的原因。

积极配合医生进行抗休克治疗，建立静脉通路，送检血型，根据休克的程度和失血的速度选择输液的种类和数量。在心脏停搏之前，准备好心肺复苏的设备和条件。尽快控制出血，补充有效血容量，维持正常循环。

### （三）应激性溃疡的护理

重度颅脑损伤所致应激性溃疡并发出血是一种非常严重的并发症。临床表现为呕吐咖啡色胃内容物，排泄柏油样大便，可伴有失血性休克。常使用 $H_2$ 受体阻断剂和硫糖铝作为预防性用药（King WA 1994 年），并使用正肾冰盐水进行胃内灌洗，同时应用止血药物，纠正低血容量。国内外近几年临床应用胃壁细胞 $H^+-K^+-ATP$ 酶特异性抑制剂（奥美拉唑）效果较好。

### （四）预防颅内感染

1. 开放性颅脑损伤　尽早行清创缝合术，伤后争取在 6h 内，最迟不超过 72h 进行颅脑清创术。术前准备要注意仔细观察创口情况，有无活动性出血、碎骨、血块、木屑、毛发等异物，尽量减少头皮及颅内感染的发生。

2. 颅底骨折　颅底骨折常并发脑脊液鼻漏、耳漏或鼻咽部漏液，易引发颅内感染。

（1）严格消毒隔离，防止交叉感染，限制、减少探视陪护人员。

（2）清除鼻前庭或外耳道内的血迹和污垢，保持局部清洁，防止液体引流受阻而逆流引发感染。脑脊液鼻漏患者严格卧床，尽量保持利于引流的体位，不要坐起、用力咳嗽、打喷嚏、挖鼻和擤鼻等增加腹压的动作，吸痰和留置胃管时要特别注意脑脊液漏的方位。

（3）保证正确卧位，脑脊液耳漏患者取患侧卧位，借重力作用使脑组织移向硬膜破损处，促进漏口早期闭合。

### （五）躁动的护理

对躁动不安的患者，首先应分析查找原因，而不能盲目强行约束。颅内出血、疼痛、腹胀、体位不适、缺氧、尿潴留等都可引起躁动不安。要及时发现及时处理，不能盲目使用镇静剂。否则使颅内压进一步增高，发生严重后果。

### （六）预防深静脉血栓形成

深静脉血栓形成是另一种脑损伤患者的严重并发症，可能导致肺动脉栓塞。

对长期卧床的患者，经常询问患者关于小腿或大腿是否有疼痛或压痛，并注意观察患者的下肢血管及腿部的颜色和温度是否正常。

## 二、脑血管疾病

### （一）高血压脑出血

脑出血是一种常见的疾病，与高血压关系极为密切。高血压脑出血患者死亡的重要原因是颅内压增高导致的脑疝，因此治疗颅内压增高和脑疝是高血压脑出血急性期救治的关键。

1. 一般护理　患者急性期绝对卧床休息，保持安静，减少不必要的搬运，以防出血加重。

（1）保持呼吸道通畅：脑出血昏迷患者，24～48h 内禁食，以防呕吐物反流导致误吸；全麻下最易发生舌后坠，其发生原因是患者神志消失后，处于仰卧位时舌肌和下颌松弛，舌根向咽后壁坠落而阻塞呼吸道。可托起患者下颌或置入口/鼻咽通气道解除舌后坠，要保证口/鼻咽通气道的清洁、通畅，随时更换。及时清理呼吸道分泌物，保持呼吸道通畅，吸氧，防止脑乏氧。

（2）深静脉置管护理：在抢救神经外科急重患者时，及时建立有效的静脉通路十分重要。急重症患者多因末梢循环差，外周静脉通道的建立常常比较困难，不能因为未及时建立静脉通道，而延误抢救时机。

锁骨下静脉穿刺对于肥胖、颈部短粗的急、重症昏迷患者，可作为首选途径，但操作不当可造成血、气胸及神经、血管、淋巴管损伤。同时，由于长时间置管，插管处皮肤上的细菌易经皮下通道进入锁骨下静脉而引起感染。导管性败血症是深静脉穿刺置管较为严重的并发症。在导管置入全过程中进行严格的无菌操作和规范护理，是预防感染的关键。要妥善安置管道，翻身时避免拖拉，防止局部固定缝线脱落而使导管脱出。观察置管处皮肤有无红肿，定时消毒、更换敷贴。输液结束后，要将导管—输液器接头部分及时旋拧上肝素帽，以防止血液回流。

（3）气管切开护理：脑出血昏迷患者由于咳嗽反射减弱，加之卧床时间长，极易并发肺部感染，呼吸道大量炎性分泌物严重影响气体交换功能。气管切开可使患者呼吸的气流不经过鼻、口咽部，而直接吸入肺部，能够明显降低气道的阻力和无效腔，减少了呼吸运动的能耗并有效改善呼吸功能。同时便于吸出气管及支气管内分泌物与误吸物，有效地缓解低氧血症。协助医生进行气管切开术，并严密观察术后所可能存在的并发症：

1）出血：出血过多可引发窒息。重点观察患者伤口情况，术后刀口和气管套管内有少量出血属正常情况。若出血较多，经气管处咳出鲜血，提示可能有血管损伤，应立即通知医生，检查伤口情况，必要时协助医生重新打开刀口，结扎出血点；吸痰方法不当，亦可造成气管内出血：如吸痰负压过大、时间过长或吸痰管置入过深，使气管黏膜受损，黏膜下血管破裂而发生出血，在吸痰过程中动作要轻柔、准确、快速，每次吸痰时间不超过 15s，连续吸痰不得超过 3 次，负压不可过大，经气管切口进吸痰管时不能给予负压，以免损伤气道黏膜。

2）皮下气肿：是术后最常见的并发症，多因手术过程中气管切口过大、切口皮肤缝合过紧或患者剧烈咳嗽，使气体进入皮下组织间隙引起，一般多发生在颈部和胸部，严重时可蔓延至头面部和四肢。按压气肿部位，可出现"握雪感"。术后要仔细观察患者呼吸状态，做好记录，描述皮下气肿的范围及有无发展。轻度皮下气肿在 24h 可停止发展，数日后可自行吸收，可不作特殊处理。

3）感染：手术切口感染主要是由于痰液污染、空气污染、交叉感染、患者自身的感染灶、机体抵抗力下降等原因，严重时病原微生物侵入肺部引起肺感染可危及生命。

4）气管切开的患者安置在单间病房，室内保持空气新鲜，阳光充足，温湿度适宜，每日进行紫外线空气消毒 2 次。严格执行无菌操作，气管和口、鼻吸痰管必须分开使用，避免交叉感染。当痰液黏稠时可给予超声雾化吸入、气管内滴药稀释痰液，吸痰后再滴入所需抗生素。气管内套管每日更换 2 次。观察切口处皮肤，及时吸净分泌物，以免污染伤口。

5）气管食管瘘：临床较少见。由于各种原因导致气管后壁及食管前壁形成瘘管，主要表现为患者进食后剧烈呛咳，大量食物通过气管瘘口涌入呼吸道，导致呼吸道感染、窒息死亡等严重并发症。护理过程中应细致观察，及时报告医生妥善处理。较小的、时间不长的瘘孔，有时可自行愈合，瘘口较大或时间较长，应给予手术修补。

6）脱管：如吸痰时，吸痰管不能伸入气管套管远端，套管明显移出气管，患者出现呼吸困难、发绀等可提示气管套管脱出。应立即报告医生并协助医生复原套管的位置。

（4）控制脑水肿、降低颅内压：患者床头抬高 15°～30°，以利于静脉回流，使颅内压下降。由于高热脑组织代谢增加，脑耗氧量增大。遵医嘱给予冬眠及物理降温，头、颈部放置冰块，可改善脑乏氧，减轻脑水肿。

（5）保持水电解质平衡：在大量频繁应用脱水剂时往往引起体内水电解质紊乱。定期复查电解质，保持体内水电解质平衡。

2. 病情观察 急性期的重点是要动态地观察生命体征，包括意识、瞳孔、血压、脉搏、呼吸，有特殊病情变化随时观测并做好记录。如意识障碍加重或躁动不安，双瞳孔不等大，对光反射迟钝，脉搏缓慢，血压升高，说明已有脑疝发生，及时发现后协助医生立即投入抢救。

3. 预防再出血 高血压脑出血急性期的血压均较高，收缩压可达200mmHg以上，这是颅内压增高时保证脑供血，特别是脑干供血的一种代偿性保护性反应。早期血压过高，与不良预后关系密切，且会导致血肿扩大，脑水肿加剧。适当、有效地控制血压是脑出血急性期治疗的关键。

（1）应用降压药物时应严密监测血压的波动和变化：既往慢性高血压的患者因其基础病变已使其血压的自动调节上限上调，能够耐受高血压而不能耐受低血压，因此要依据个体差异缓慢降压，降压幅度在20%左右，保证脑血流灌注。血压过高有可能加重脑出血，过低可诱发分水岭性脑梗死。

（2）避免一切增加腹压的动作，如用力大便、高压灌肠等。应注意观察患者排便情况，便秘者，用缓泻剂或开塞露等协助排便。

（3）有躁动的患者，采用心理护理，必要时严格遵医嘱应用镇静药物，保持患者情绪稳定，避免血压升高引起再出血。

4. 防治并发症

（1）预防压疮的发生：重症患者由于长期卧床、大小便失禁，营养消耗，易并发压疮。协助患者变换体位，每1～2h翻身1次，动作轻柔，并按摩受压部位，可用海绵垫保护骨隆突处。床单保持清洁、干燥、平整。大小便失禁者垫尿布，便后及时更换并擦洗臀部。

（2）预防肺部感染：加强口腔护理，防止口腔细菌感染。定时翻身、拍背，呕吐时头偏向一侧，清除呕吐物和分泌物，保持呼吸道通畅。药物雾化吸入、及时吸痰，必要时协助医生行气管插管或气管切开术。

（3）预防泌尿系感染：昏迷及尿失禁者，采用留置导尿，并做好尿管护理，定时放尿，注意观察尿颜色和性状，要求严格无菌操作，以防逆行泌尿系感染。定期查尿常规。

（4）警惕应激性溃疡的发生：观察呕吐物、胃肠减压液及大便颜色。可做便隐血试验。发现出血应作胃肠减压，再遵医嘱给药，出血量多者遵医嘱做好输血准备。

5. 心理护理 由于患者病情危急，家人多恐惧紧张，往往会给患者带来负面影响，引起患者情绪波动。交感神经系统的激活，血中儿茶酚胺—肾上腺素释放的增加，会使患者血压升高、病情加重，甚至再出血。安慰患者和家属并给予健康的心理指导，营造良好的治疗环境。护士要多关心患者，给予细心护理和耐心解释以取得配合。

（二）蛛网膜下腔出血

蛛网膜下腔出血通常为脑或脊髓的动脉瘤或动静脉畸形破裂，血液直接流入蛛网膜下腔所致，又称自发性SAH，其中约75%由粟粒样动脉瘤破裂引起，又称动脉瘤性SAH。SAH发病急、病情重，初次出血病死率高达20%，约20%的动脉瘤性SAH病后10～14d发生再出血，使死亡率约增加一倍。蛛网膜下腔出血的患者治疗的基础取决于手术前预防再次出血和血管痉挛。要严格依据神经外科护理常规，积极预防再出血和血管痉挛。

（1）患者绝对卧床休息，保持大便通畅，避免用力咳嗽、屏气；谢绝会客，保持情绪安定。

（2）术前完善各项检查，控制抽搐、做止血、控制血压、脱水降颅内压及纠正水电解质紊乱等治疗。

（3）严密记录液体量，目的是通过维持脑血流量来预防因脑缺血造成的额外的神经功能缺失。

（4）临床上应用尼莫地平有效防止血管痉挛。这是一种可穿过血—脑屏障的钙通道阻滞剂。应熟悉尼莫地平最常见的不良反应——低血压。

## （三）颅内动脉瘤介入术后的护理

动脉瘤弹簧圈栓塞术是防治动脉瘤再出血的方法之一。对术后的护理主要注意以下几点。

1. **生命体征监护** 术后应向医生了解手术经过，以便实施有针对性的护理。对生命体征的监测，特别是血压调节极为重要，注意血压的变化：避免血压过低，维持稳定的脑血管灌流量，吸氧，防止脑组织缺血缺氧，减轻脑血管痉挛。但血压不宜过高，否则会增加术后出血风险。对于血压较高的患者一般给予盐酸乌拉地尔或硝普钠依据血压缓慢静脉滴注或泵入。血压过高或过低时应及时通知医生，在严密监测下完成血压调节。

2. **特殊观察** 术后常规卧床，穿刺部位压沙袋 12h，术侧下肢制动 24h，协助患者健侧翻身；密切观察患者术区有无活动性出血，术区敷料有无渗血；严密观察肢端血运情况，术侧肢体皮温、颜色、足背动脉搏动情况。若出现穿刺侧足背动脉搏动消失、局部肤温低等现象，多提示包扎过紧或加压过大，适当放松减压后，症状缓解，否则提示股动脉血栓形成。应报告医生及时处理。

## 三、颅内肿瘤

颅内肿瘤亦称脑肿瘤，约占全身肿瘤的 5%，不论其性质是良性还是恶性，其膨胀的浸润性生长，占据颅内空间，压迫脑组织，导致中枢神经损害，最终危及生命。颅内肿瘤因所在部位的不同，其所产生的局部症状也不同。

护士根据不同部位、不同性质肿瘤制订有效的护理计划，实行护理干预，并根据病情变化随时调整加以实施。

### （一）一般护理

1. **体位** 患者手术后体位视手术部位而异，一般在麻醉清醒、血压平稳后，可采取抬高床头 15°~30°斜坡卧位，以利颅内静脉回流，降低颅内压力。经鼻蝶窦手术的患者，在有脑脊液漏的情况下，采用去枕平卧位；去骨瓣减压的患者禁止患侧卧位；颅后窝肿瘤术后应成轴翻身。麻醉清醒前期有烦躁、躁动者，给予适当约束以防坠床。

2. **保持呼吸道通畅** 因患者昏迷或术后麻醉未醒，其咳嗽、吞咽反射减弱或消失，要及时清除呼吸道分泌物，定时协助患者翻身、拍背，必要时给予雾化吸入。气管插管患者观察是否出现喉头水肿。

3. **预防感染** 注意观察减压窗张力情况以及伤口敷料，保持引流管通畅，严格无菌操作，防止逆行性感染。

4. **高热的护理** 首先要判断是中枢性高热还是感染性高热。脑干术后多发生中枢性高热，由于下丘脑受损致丘脑功能紊乱，术后高热呈稽留热，头颈部温度较高，是中枢性高热的表现；后者因术后肺部、泌尿系或颅内感染等引起的感染性高热。严密监测体温变化，采用综合措施，及早尽快、安全、有效的降温。对中枢性高热患者可采用冬眠加冰块或冰毯物理降温。

### （二）病情观察

（1）进行 GCS 评分，密切观察生命体征及瞳孔的变化。

（2）观察肢体肌力情况，对于大脑半球肿瘤的患者应观察患者肢体感觉、活动，有无偏瘫及失语。如果术后出现一侧肢体运动障碍和病理反射阳性，特别是手术对侧肢体偏瘫，应高度怀疑存在颅内血肿，必要时行头颅 CT 检查。

### （三）术后护理

术后应遵医嘱预防性使用抗癫痫药物。有癫痫发作的患者应用抗癫痫药物，在患者床旁加床挡，备开口器，舌钳等，必要时遵医嘱使用强效镇静剂。

### （四）特殊部位肿瘤的护理

#### 1. 额叶肿瘤

（1）额叶肿瘤患者的精神症状表现突出、出现早、发生率也高，当两侧额叶受损时精神症状更为明显。主要表现为注意力不集中，记忆力减退，有些患者表现抑制能力的丧失，脾气暴躁，易激动，伴有攻击动作等。对于轻度精神症状的患者，可给予心理护理和适当约束；对于严重精神症状的患者切不能强行约束，以防止患者强行挣扎引起颅内压进一步增高。根据医嘱按时应用镇静药物，并设专人在患者床旁看护。

（2）癫痫的护理：对术前已有癫痫者应特别注意，评估癫痫发作类型，应用抗癫痫药物治疗、控制癫痫发作。护士随时在身边观察，防止癫痫发生时出现坠床等意外。准备好压舌板、开口器、口咽通气道、吸引器等装置，一旦癫痫发作，首先应解除呼吸道梗阻，保持呼吸道通畅，充分给氧，防止脑组织缺氧。

（3）额叶肿瘤术后常伴有双眼睑水肿：保持患者眼睑清洁、湿润，定时用生理盐水冲洗双眼，及时清除分泌物；日间用氯霉素眼药水滴眼，睡前涂红霉素眼药膏保护角膜。

#### 2. 颞叶肿瘤

（1）癫痫的护理：颞叶肿瘤伴有癫痫症状者并不少见。临床上常应用苯二氮䓬和巴比妥类药物控制癫痫，大量使用会对患者的呼吸状况造成不同程度的影响，用药后应严密观察用药后的反应；

（2）注意观察患者有无失语，是否出现幻听、幻嗅、眩晕及记忆缺损。

（3）观察患者肢体活动情况：如果术后出现一侧肢体运动障碍和病理反射阳性，尤其是病变对侧肢体偏瘫，应警惕是否发生颅内血肿，尽早发现并报告医生。同时密切观察患者意识、生命体征变化和瞳孔的变化，必要时行头 CT 检查。

（4）头部引流的护理：肿瘤切除术后通常留有头部引流管，患者术毕回病房后，即将引流袋固定于床头，引流袋不可高于患者头部，以免引流液逆流。观察并记录引流液的量、颜色和性状，放引流液时注意无菌操作。一般术后 2~3d 拔管，拔管前后注意切口处是否有渗出，预防颅内感染。

3. 鞍区肿瘤

（1）经鼻蝶窦手术麻醉清醒后，在血压平稳的情况下应取半卧位，床头抬高 15°～30°，可减轻头部充血，便于口鼻腔分泌物引流。

（2）进行密切观察，仔细观察患者的视力、视野及眼球运动情况，以判断视神经功能，如发现异常应及时报告医生给予处理。

（3）密切观察有无尿崩症：肿瘤累及或手术损伤下丘脑视上核、室旁核、视上垂体束、垂体柄或垂体后叶均可产生尿崩症。尿崩是引起术后水、电解质紊乱的原因。严格记录 24h 出入量，记录每小时尿量、测量尿比重，判断患者是否烦渴。发现尿崩症应及时报告医生，给予处理，临床上常应用垂体后叶素 6U 皮下注射，观察患者用药后是否有面色苍白、出汗、心悸等不良反应；保持水电解质平衡是术后治疗和护理的关键。根据化验结果随时补充水或电解质，密切观察电解质紊乱的临床表现，如患者低钾可表现为四肢无力、精神萎靡、腹胀等。

（4）术后观察术区是否有渗血：对经口－鼻蝶窦入路手术的患者，应及时清除患者口咽部的分泌物，防止渗出过多产生误吸。保持口腔清洁，做好口腔护理；预防感染，严格遵医嘱应用抗生素。

（5）脑脊液鼻漏是经鼻蝶入路垂体瘤切除术的常见并发症，可发生于术中，也可在术后出现。术后严密观察鼻腔渗出物的颜色、性质、量等，若渗出物为清水样，应全面进行分析、判断是否发生脑脊液鼻漏，及时报告医生。注意脑脊液鼻漏的护理，避免擤鼻、打喷嚏、用力排便等，禁止经鼻吸痰，下胃管等。每日观察脑脊液鼻漏的量及性状有无改变，必要时行脑脊液漏修补术，做好术前准备。

4. 后颅窝肿瘤

（1）神志的观察对后颅窝肿瘤术后的患者具重要意义，它可以及早反映脑损伤程度。通过观察吞咽动作、咳嗽反射、角膜反射、对疼痛刺激的反应而判断意识状态。对术后 24h 内的患者，要随时观察，并作客观详细的记录。

（2）在患者神志尚未完全清醒时注意防止窒息，特别是有后组脑神经损伤者，应注意及时吸痰，不使颈部弯曲，保持呼吸道的通畅。

（3）术后协助患者成轴翻身，防止脑干移位而危及生命，同时可减轻术区切口张力。

（4）后颅窝病变常直接导致枕骨大孔疝，表现为迅速的双瞳孔散大和呼吸、心脏骤停。术前应制订周密的护理计划，备好呼吸机和抢救物品并进行严密观察，发现该患者术后无自主呼吸，立即协助医生给予气管插管，使用人工呼吸机辅助呼吸。

（5）后颅窝肿瘤术后体温一般偏高，3～5d 内若不超过 38.5℃，考虑为术后的吸收热，不必特殊处理。如体温持续超过 38.5℃，应结合实验室检查，考虑是否发生感染。

（6）当后组脑神经损伤时，患者常有声音嘶哑、吞咽困难、误吸等症状，手术后 48～72h 为脑水肿高峰期，上述脑神经症状可能加重，术后应禁食、水 24h，遵医嘱给予静脉补液，观察进水有无呛咳现象。术后第 2 日可让患者慢慢咀嚼、吞咽流食，如无呛咳，再逐渐过渡到普通饮食。如呛咳明显，无法吞咽，应给予鼻饲饮食，防止因呛食引起呼吸道阻塞和吸入性肺炎。鼻饲时给予高蛋白、高热量、富含维生素的饮食，以保证患者每日所需的热量，同时加强口腔护理。桥小脑角区肿瘤（如听神经瘤）术后面瘫要注意患侧角膜护理，防治角膜溃疡。

5. 脑室肿瘤

（1）脑室肿瘤术后脑室引流管的护理：

1）妥善固定：将其悬挂于床头，适当限制患者头部的活动范围，防止引流管脱出。

2）预防感染：在无菌条件下接引流袋，保持切口处敷料无菌、干燥、整洁。

3）观察引流液的性状：术后 1～2d 引流液可为血性。若引流过程中引出大量鲜血或颜色逐渐加深，常提示脑室内出血；若脑脊液呈浑浊或颜色发生改变，可能存在颅内感染，应及时报告医生。每日记录引流液量和颜色、性质。

4）保持引流通畅，控制引流速度：避免引流管受压、扭曲或折叠，如引流管内无脑脊液波动，应查明原因，给予处理。常见原因有：①凝血块或挫碎的组织堵塞管道。②颅内压过低。③引流管口吸附于脑室壁，应报告医生，协助医生试将引流管轻轻旋转，可有脑脊液流出。④引流管位置不当。引流管口应高出脑室平面 10～15cm。要特别注意脑室引流瓶高度，引流切忌过多过快，以免脑压过低出现并发症。

5）按时拔管：拔管前 1d，可试抬高引流瓶或夹闭引流管，观察患者无不适即可拔管，保持无菌操作，观察切口处有无脑脊液漏出。

（2）高热护理：脑室内肿瘤患者因下丘脑、脑干损伤及血性脑脊液刺激，术后出现不同程度的发热反应。可首先采用物理降温，将患者体温控制在 38.5℃ 以下，严密监测体温变化，如术后第 3～5d 仍发热，应给予实验室检查，以区别中枢性高热和感染性高热。

（熊丽娇）

# 第四节　脑卒中

脑血管意外（CVA）是指由于脑部本身病变和/或全身血液循环紊乱导致脑血液供给障碍所造成的神经功能障碍。临床上以急性脑血管病多见，因其发病急骤又被称为卒中，通常分为两大类：80% 为缺血性（短暂性脑缺血发作、脑血栓形成、脑栓塞），20% 为出血性（脑出血、蛛网膜下腔出血）。慢性脑血管病发病隐匿、逐渐发展，如脑动脉硬化症、血管性痴呆等。

我国脑卒中发病率约为（120～180）/10 万，死亡率约为（60～120）/10 万。近十年来，随着社会人群对脑血管疾病知识的逐步了解、对危险因素的控制以及对并发症的治疗，脑血管疾病的发病率和死亡率在某些地区有所下降，但是全国每年新发脑血管病人数仍然约为 130 万～150 万，死亡近 100 万。存活的患者约有 500 万～600 万，其中 75% 以上丧失劳动能力，重度致残者 40% 以上。脑血管疾病已经成为一个严重威胁人群健康的社会问题。

## 一、病因

近代流行病学调查研究表明一些因素与脑血管疾病的发病密切相关，包括：①不可控制因素，如性别（男性发病率较高）、年龄（50 岁以上好发）和遗传。②部分可控制因素，如高血压、心瓣膜疾病、心律不齐、糖尿病和高脂血症等。③可控制因素，如吸烟、肥胖、盐分摄取过多、使用口服避孕药、生活压力增加以及长时间坐位等不健康的行为和生活方式。

## 二、病理机制和病理生理

### (一) 出血性卒中

1. 高血压性脑出血　因持续高血压使脑内小血管硬化、形成动脉瘤，当血压骤然升高时导致脑实质内动脉、毛细血管或静脉破裂，血液直接破坏神经组织或血肿压迫邻近结构，血肿周围的脑组织发生继发的血管源性脑水肿，产生颅内压增高、脑干受压移位。好发部位分别是壳核（55%）、大脑皮质和皮质下（15%）、丘脑（10%）、脑桥（10%）和小脑半球（10%）。

2. 蛛网膜下腔出血（SAH）　先天性脑动脉瘤、动脉畸形、脑基底异常血管网破裂或外伤、肿瘤等引起脑底部、脑表面或脊髓蛛网膜的血管破裂，血液直接流入蛛网膜下腔。血液进入蛛网膜下腔后主要沉积在脑底部各脑池中，影响脑脊液循环和吸收，脑膜可有轻度的炎性反应，以后可发生粘连，出现不同程度的脑积水。血液还可直接刺激血管或血细胞破坏产生多种血管收缩物质刺激血管，发生脑血管痉挛。

### (二) 缺血性卒中

脑血栓形成和脑栓塞是脑梗死的主要原因。脑梗死即受累动脉供血区脑组织缺血、软化、坏死和相应的脑功能障碍。栓塞引起脑梗死通常是出血性的，而血栓形成引起的脑梗死通常是缓慢的、缺血性的。出血性脑梗死起初也是缺血性的，出血是因为栓子的破碎、溶解或侧支循环形成，对受累动脉供血区再灌注所引起的。

1. 短暂脑缺血发作（TIA）　因暂时性的颈动脉受压、脑血管痉挛、微栓塞、血液成分或动力学改变等引起的一时性供血不足，导致局灶性神经功能障碍。

2. 脑血栓形成　血栓形成多位于大血管（如颈内动脉），损伤血管壁。动脉粥样硬化和高血压是基础病变，加上血管损伤（如动脉炎）等因素可引起血栓形成。

3. 脑栓塞　系指来自身体各部位的栓子，经颈动脉或椎基底动脉系统进入颅内，栓子通常栓入大脑中动脉小血管的狭窄处或分叉部位。阻塞脑部血管，引起脑功能障碍。栓子的来源很多，最常见的是左心房或左心室的附壁血栓。菌栓来自细菌性心内膜炎。

4. 腔隙性脑梗死　腔隙性脑卒中是指基底节、内囊、脑干中大血管的细小分支内发生的大小（体积）在 1 平方厘米以内的病变。这些小动脉由于长期高血压而受到损害，导致了小的梗死，这通常是慢性病变过程。由于腔隙性脑梗死局限于皮层下，结果常常是单纯运动或感觉的障碍。

## 三、护理评估

### (一) 健康史

护理人员应详细询问患者的发病经过，询问患者是否突然发生单侧面部、手臂或下肢的麻木或无力，突然意识模糊、讲话困难或理解困难，单侧或双眼视物不清，行走困难，共济失调和突发原因不明的剧烈头痛。

护理人员应询问患者既往史以便确定可能引发动脉粥样硬化的危险因素：高血压、糖尿病、高血脂、吸烟史、冠状动脉疾病、冠状动脉搭桥和房颤等病史。了解患者的生活环境和地理位置，有无盐分摄取过多、高脂、酗酒等饮食习惯，有无长期口服避孕药、生活压力增加和大多数时间是坐着等不健康的行为和生活方式。对年轻患者，注意有无外伤、血友病、吸毒（特别是可卡因）、偏头痛，或应用口服避孕药及含有麻黄碱的血管收缩药。近期外伤、偏头痛、口服避孕药、近期感染或癫痫发作史有助于帮助解释患者的症状。家庭成员特别是患者发病时的身边人员能够提供准确的发病时间和发病情况。

知道准确的发病时间对是否选择溶栓治疗非常重要，对于病变在左半球的卒中患者多伴有失语，因此需家属、同事或目击者提供患者较准确的发病时间。

### （二）临床表现

症状可分为颈动脉系统（也叫前系统）和椎基底动脉系统（后系统）两大类：①颈动脉系统症状主要是对侧面部和肢体的偏瘫或单瘫、对侧肢体的偏身感觉障碍以及对侧同向偏盲，主侧半球受累时少见言语障碍或完全性失语，非主侧半球受累时可有失用和言语障碍。②椎基底动脉系统症状主要是偏盲、复视或眼球活动受限、构音障碍、小脑性共济失调、猝倒发作等表现。五种类型急性脑血管疾病的临床表现见表6-1。

表6-1 常见急性脑血管疾病的特点

| | 缺血性脑血管病 | | | 出血性脑血管病 | |
| | TIA | 脑血栓形成 | 脑栓塞 | 脑出血 | 蛛网膜下腔出血 |
| --- | --- | --- | --- | --- | --- |
| 起病缓急 | 迅速<br>几秒到几分 | 几分到几小时 | 突然 | 迅速几分<br>到1~2h | 突然、多变 |
| 持续时间 | 不超过24h | 时间较长<br>多有后遗症 | 迅速发生变化 | 时间较长<br>多有后遗症 | 2~3周<br>一般不留后遗症 |
| 与活动的关系 | 安静时发生 | 安静时发生 | 与活动无关 | 活动、情绪激<br>动时发生 | 活动、情绪激动时发生，多<br>数与头部外伤有关 |
| 诱因或相关<br>因素 | 外周和冠状动<br>脉粥样硬化，<br>高血压 | 同左 | 大动脉和冠状<br>动脉瓣膜病<br>变，心梗、动脉斑块 | 高血压，心血<br>管病，凝血功<br>能异常 | 动脉瘤，脑血管畸形 |
| 意识状态 | 通常清醒 | 通常清醒 | 通常清醒 | 常见昏迷 | 常见昏迷存在 |
| 颈项强直 | 无 | 无 | 无 | 大多存在 | 血性，ICP升高 |
| 脑脊液 | 无色透明 | 无色透明 | 无色透明 | 血性 | |
| 痉挛抽搐 | 罕见 | 罕见 | 罕见 | 可见 | 可见 |
| 头颅X线 | 可以出现颅内<br>动脉钙化 | 可以出现颅内动脉粥<br>样硬化水肿引起的<br>松果体移位 | 通常正常 | 松果体移位，脑水肿，<br>出血或血肿 | 正常或钙化，动脉瘤 |

### （三）辅助诊断

1. CT检查 可显示梗死灶的位置和范围。梗死灶在发病后24h内CT不显示密度变化，24~48h后逐渐显示与闭塞血管供应区一致的低密度影，伴随着中线和脑室系统移位。

2. MRI 发病24h内可确诊脑梗死。出血灶显示出一高密度影。

3. 腰椎穿刺 压力增高；血性脑脊液。

4. 脑血管造影 显示血管闭塞或狭窄，特别是颈动脉闭塞。

5. 经颅多普勒超声（TCD） 检查出血液流经血管的方向和速度。

### （四）心理社会状况

意识障碍患者常常给家属带来不安及恐惧，言语障碍的患者会感到孤独、烦恼甚至悲观；感觉障碍的患者因自己的感觉异常、疼痛会感到烦闷、忧虑，甚至躁动不安；运动障碍的患者可能产生无能的感觉，从而产生自卑、悲观情绪等等。脑血管疾病患者常对疾病治疗无信心，怕自己会成为一个残废的人而给家庭和社会造成负担，顾虑自己今后的衣食住行；中年患者还有来自对工作、家庭生活、老人的抚养、孩子的教育和就业等的忧虑；老年患者会担心子女将怎样对待自己，他们对生活更缺乏信心。需评估患者有无恐惧、绝望、烦躁、悲观失望、焦虑和情绪不稳定等心理变化，评估家属对患者所患疾病的了解以及家庭、社会对患者的理解和支持程度。

## 四、护理诊断及医护合作性问题

1. 脑血流灌注不足　与脑血流量不足、颅内压增高、组织缺氧有关。
2. 躯体移动障碍　与意识障碍、肢体瘫痪有关。
3. 自理缺陷　与意识障碍、肢体瘫痪或感觉障碍有关。
4. 言语沟通障碍　与意识障碍或相关的言语功能区域受损有关。

## 五、计划与实施

通过治疗和护理使患者的颅内压维持在正常范围，头痛减轻或消失；意识障碍无进一步加重，意识恢复清醒；能与外界有效地沟通；学会正确摆放瘫痪肢体、保持身体平衡，无关节挛缩，躯体活动能力增强；以及恢复部分或全部生活自理能力。

实践证明改善脑组织的灌注可以改善患者的运动功能，使他们能够在床上独自翻身更换体位、下床在床旁活动或依靠扶助轮椅活动、自己料理日常生活；另外，通过与人沟通改进自我表达能力，减轻低落与消极的情绪。

据强有力的证据表明：脑卒中患者如果能够得到受过专业训练的医务人员的照顾和指导，那么他们的生活质量是可以提高的。据澳大利亚等国外的文献表明，加强对脑卒中人群的护理，可降低脑卒中患者的病死率和致残率。

1. 急性期的处理原则　体位摆放视病种而定，脑血栓形成和脑栓塞的患者需要增加脑的灌注量，因此床头需保持水平；出血性脑血管病或颅内压增高的患者需要减少脑的灌注量，床头需抬高。使用低温毯，控制中枢性高热和/或降低体温从而减少组织的代谢。鼻饲胃管在疾病初期可用于胃肠减压，如果存在吞咽困难，也可用于喂食。患者颅内压增高时需要使用控制通气和过度通气模式进行辅助通气。给予颅内压监测；进行心电监护，因脑血管病通常有心血管疾病的基础，尤其是脑栓塞；通过动脉血气分析监测呼吸功能和代谢的改变。保留导尿管有助于精确监测液体出入量，以维持体液和电解质平衡。癫痫好发于卒中后第一周，需用抗惊厥药物预防和控制癫痫发作。可用抗凝剂、弹力袜或促进下肢循环的措施预防肺栓塞和血栓性静脉炎。

2. 康复期的处理原则　吞咽困难和意识障碍的患者仍需要鼻饲胃管进行喂食，保证足够的营养并防止误吸。通过膀胱功能训练和排便功能训练来改善尿失禁和排便障碍。适当的体位放置和关节活动范围内的运动训练是必需的，防止关节挛缩。保持皮肤完整。帮助有失语、构音障碍、失用和复视的患者建立有效的沟通。保证移动安全，患者需要学习床上移动、转移和轮椅的使用以及使用拐杖和足－膝矫形器。防治肩手综合征，控制疼痛，被动拉伸患肢以及减轻手和上肢的水肿。运动和感觉功能障碍、沟通交流障碍以及知觉障碍等会影响到性功能；情感障碍也会影响到自尊，需要尽早告知患者、配偶以及家属。指导日常生活活动的再学习：包括沐浴、梳洗、穿衣、进食以及如厕。保证患者不受意外伤害：包括跌倒、烫伤和中毒等。家庭成员将面临危机，因为患者可能并未意识到自己的缺陷，需要不断提供咨询和社会支持。要确定他们所需的社会健康资源，确定监护人。健康教育和支持组织是非常重要的。

### （一）药物治疗的护理

1. 防治脑水肿　大面积脑梗死、脑出血和 SAH 患者有明显脑水肿或有脑疝的可能时，应用脱水剂可减轻脑水肿、降低颅内压。常用药物为甘露醇、甘油果糖、速尿等，具有利尿、高渗脱水作用。用法、用量和用药观察见"颅内压增高"一节。

2. 抗凝剂　抗血小板聚集剂可以减少 TIA 发作和脑血栓形成。目前主张使用小剂量，如阿司匹林 50～300mg/d，或抵克力得（Ticlid）0.25g 每日两次，通常在进展的缺血性卒中的急性期治疗中静脉输注肝素 3～5d；低分子肝素 4 100u 或 5 000u 皮下注射，每日 2 次，现在比静脉输注肝素还要广泛使用。华法林只用于高度的动脉狭窄、大血管疾病以及心源性栓塞，尤其是房颤。注意患者的皮肤、黏膜有无出血倾向，有无黑便。长期使用阿司匹林可引起胃肠道溃疡。用药前测出凝血时间和凝血酶原时间等以备对照，用药期间定期随访。应用抗凝剂期间一切护理操作应避免损伤患者的皮肤黏膜，注射后应延长按压针眼的时间。

3. 溶栓剂　经 CT 证实无出血灶，并在监测出凝血时间和凝血酶原时间等条件下，"超早期"，即在脑梗死发生 3～6h 内溶栓治疗可使脑组织获得再灌注，阻止脑损害的进一步加重。常用的溶栓药有：①尿激酶在国内目前应用最广，常用剂量为 50 万 u～150 万 u，其中 25 万 u 作静脉推注，其余部分在 2h 内静脉滴注。②组织型纤溶酶原激活剂（t－PA）是目前唯一的一种通过组织分泌机制达到溶解血栓的药物，其治疗窗为发病后 3～6h。该药物最严重的副作用是引起颅内出血。

4. 钙离子通道阻滞剂　降低细胞内的钙离子水平能扩血管，解除 SAH 引起的脑血管痉挛。通常口服尼莫地平 60mg，每 4h 一次，持续 3 周。

### （二）手术治疗的护理

对于反复发作 TIA 的患者，经血管造影证实有颈部血管动脉硬化斑块引起明显狭窄或闭塞的，应考虑颈动脉内膜剥离术、颅内－颅外血管吻合术。对于大脑半球出血量在 30ml 以上和小脑出血量在 10ml 以上的患者，均可考虑施行开颅血肿清除术。对于破入脑室者可行脑室穿刺引流术，也可行经皮颅骨钻孔和血肿穿刺抽吸。对于 SAH 患者在血管造影证实有颅内动静脉畸形或颅内动脉瘤的可采用手术切除、血管内介入治疗或 γ－刀治疗。

颈动脉内膜剥离术可以切除颈内动脉颅外段的粥样硬化斑块，目的在于恢复 TIA 患者的脑血流，减少发生卒中的机会。

1. 适应证　TIA 和颈动脉狭窄者。

2. 禁忌证　同一般的脑部手术禁忌。

3. 术前护理　给予患者及家属术前指导，告知手术的目的、好处和危险，解释监护室的环境和术后的处理。教会患者深呼吸。鼓励患者和家属说出他们的担忧。检查手术通知单，记录患者基本的神经系统体征和所有的健康问题。术前晚禁食、禁饮。按医嘱给予术前用药。

**4. 手术过程** 手术需要肝素化和夹闭病变部位的上下动脉，然后切开病变部位，取出粥样硬化斑块。

**5. 并发症** 空气栓塞、脑梗死、第Ⅶ、Ⅹ、Ⅺ和Ⅻ对脑神经损伤、低血压或高血压、心律失常、感染以及声带麻痹。

**6. 术后护理** 术后需要24h监护。监测神经系统体征和生命体征每15min一次至平稳，然后每1~2h一次。意识改变和局灶性神经系统病征的出现提示脑的灌注不足；颈动脉阻塞可导致严重的脑梗死。如有异常及时报告医生，可能需要急做CT检查，并做好急症手术的准备。遵医嘱给药控制血压。低血压可减少脑的灌注甚至缺血；而高血压则会导致出血。心律失常可影响心输出量和脑灌注压。颞动脉搏动消失伴随着神经系统病征出现。给患者吸氧保证足够的通气。鼓励患者咳嗽和深呼吸，预防术后肺炎和肺不张。检查气管有无移位，切口有无渗血、血肿或水肿。术后卧床24h后活动逐渐增加，以能耐受为度。

**（三）其他护理措施**

**1. 改善脑组织灌注**

（1）评估神经功能：每15min~1h要观察患者的病情变化。

（2）监测颅内压（ICP）来确定脑的灌注压（CPP）：ICP>15mmHg（2KPa）超过15~30min可以引起脑缺血，CPP是血压通过大脑产生的梯度（正常值为80~100mmHg），等于平均动脉压（MAP）减ICP。

（3）监测血压和心率：当收缩压持续高于160mmHg（21.3KPa），ICP升高而CPP降低，当CPP<60mmHg（8KPa）将导致脑缺血发生。

（4）将床头抬高30°~45°，保持头部正中位，可以促进静脉血从大脑中流出。因为闭塞的颈静脉阻止静脉血从大脑排出。

（5）避免髋部屈曲、颈部屈曲、用力排便，这些动作都会增加胸腹部的压力，易导致颅内压升高。

（6）监测动脉血气：应用机械通气时要控制$PaCO_2$ 25~30mmHg（3.3~4KPa），$PaO_2$≥80mmHg（10.7KPa）。血管扩张对二氧化碳非常敏感，$PaCO_2$ 25~30mmHg可使脑血管产生收缩，减少大脑的血容量和ICP。保持大脑血液的物质交换，需要足够的氧气，降低氧分压可以增加大脑的血容量。

（7）保证氧气供应，必要时为患者吸痰：吸痰之前要给予氧浓度为100%的氧气吸入，每次吸痰不能超过15s，这样可以保持血氧水平稳定；快速吸痰可引起ICP升高。

（8）控制环境温度：高热、体温过低可影响脑代谢率，增加脑的代谢率可增加脑血流，而导致ICP升高。

（9）监测抽搐发作情况：抽搐发作可增加大脑的新陈代谢，升高ICP。

（10）实施护理计划，使外部刺激降低到最小，因为细微的刺激都可导致ICP急剧上升。

（11）常规应用激素、脱水剂、镇静剂和/或肌肉松弛剂。激素和脱水治疗可以减轻脑水肿；巴比妥类药物可减少大脑的血容量和新陈代谢；肌松剂/镇静剂可以减少患者对不良刺激的反应。

2. 促进患者的康复活动

（1）请康复师参与制定康复计划。

（2）每日实施 ROM 锻炼，患者主动参与锻炼可以阻止关节挛缩，降低发生肩 – 手综合征的危险。

（3）保持肢体处于良好体位：用枕头支撑患肢防止挛缩；用枕头或棉被卷支撑大腿防止外旋；用足底板支撑患足防止足下垂；用力将手指展平防止手指挛缩。每 2h 为患者翻一次身，同时要注意正在治疗中的患肢的摆放位置。

（4）支起瘫痪侧的床档，如果患者烦躁多动就把两边的床档都支起。指导患者用健侧手臂自主翻身更换卧位，但要注意防止其坠床。

（5）教会患者变换体位的技巧：如指导患者双脚平放床上，屈膝抬臀，使髋部抬起，这样可以更换床单。

（6）教会患者掌握坐起来的技巧：脚离开床，用健侧胳膊支撑直到坐起。

（7）帮助患者保持坐位平衡：床垫要平稳，轻轻搀扶着患者教其如何保持平稳。

（8）教会患者如何安全站立：穿防滑鞋，让患者两腿分开平站在地上以稳定重心；也可让患者学会用健肢扶着椅背支撑站立。

（9）教患者如何安全使用轮椅：系好安全带，降低轮椅座位，把脚踏板放置在患侧，手闸柄放在健手侧，让患者用健侧脚划地推动轮椅。

（10）在轮椅上安装扶手或干净的木板来支撑胳膊和手以防止滑下，手要与车轮保留一定的距离。

（11）教会患者从椅子安全转移到轮椅的方法。如果患者自己不能做，但能站起来时，将轮椅放置在适宜的位置，锁住车闸，护士站在患者的患侧，应用 Bobath 物理治疗方法协助患者转移到床上。

（12）提醒患者在使用轮椅转乘时一定要有人照顾，因为在转乘过程中存在很高的危险性。

（13）行走时适时使用辅助工具，通常患者会使用拐杖，在患腿侧支撑。

（14）指导患者正确使用医生指定的矫正器。患者一般需要使用从踝部到足的矫正器，以确保踝部处于正常或轻微的背屈位。

3. 指导患者独立从事日常生活

（1）专业治疗师指导患者单手进行自我照顾的技能。多数治疗师进行训练时以 ADL 指数作为考核评价标准，以保证治疗师和护士达成共识。

（2）指定长期的照料者，使患者学习新技术更容易，减少挫折感。

（3）如果患者有失语症，训练时增加手势和表情的使用。如果患者没有失语而有知觉问题，应增加暗示语言的应用。

（4）鼓励患者多从事力所能及的自我护理，一方面使患者学会技能，另一方面可使患者感到独立和自尊。

（5）给患者足够的时间完成 ADL 技能，患者更喜欢自己独立完成工作，使患者减少挫败感。

（6）视野定位训练：示意患者应用单眼遮盖法缩小视野观察环境，遮住一只眼睛虽然消除了复视，但使患者感到不安全和迷惑。此法要每天轮流遮住双眼。

（7）向医生汇报患者所学技能坚持应用的情况，以评价康复训练的有效性，并能及时改进训练方法。

（8）评估家庭环境的安全性和可接近性，为使家庭环境变得更适合患者居住，需要改变家庭的布局和设施。

4. 提高患者自我表达能力

（1）拜访演说专家，有助于与患者进行有效的沟通。

（2）给予患者充足的时间去与人交谈，那些思维不太敏捷的患者需要时间组织语言、整理思绪，并尽力和别人进行交谈。

（3）不要帮助患者说他未说完的话，这会使患者产生挫折感。

（4）用符合患者年龄的说话方式与他们交谈。如果患者是小孩儿，不要用专业术语和他们讲话。

（5）要慢而简单地表达自己的意思，让患者听着简单易懂。

（6）说话时要用正常的声调。当患者不能很好地与你交谈时，不要用太大的声音对患者说话，除非患者有听力障碍。

（7）鼓励患者使用手语，帮助医患之间更好地沟通和理解。

（8）确保患者自己能使用呼救灯/铃，以保证患者安全。

（9）估计患者回答是和否的可靠性，使用是和否回答可在紧急情况下能很好地理解患者的需要。

（10）评估患者使用交流板的能力，在紧急情况时使用交流板会使交流变得更容易。

（11）如果你不能理解患者的意思，在事情不算太紧急的情况下，你需要再花几分钟去弄清患者的真正需要。交流困难会使患者的挫折感油然而生，而且还会抹杀掉他去理解别人和表达自己思想的能力。

## 六、健康教育

包括在家中进行的护理，要教给患者及家属必要的护理方法。要强调家庭护理的重要性，并做一次追踪调查。教给患者药物的名称、副作用、用药时间以及药物疗效。教给患者伤口的处理方法。向患者介绍 TIA 与 CVA 的症状和体征。与患者探讨通过保持身体平衡、低脂饮食、戒烟、增加运动等方式使发生脑卒中的风险性降到最低的重要性。

## 七、护理评价

1. 患者的脑灌注得到改善　表现为 ICP 保持低于 25mmHg（3.3KPa），意识清楚、定向力正常，没有明显的神经缺损或癫痫发作。

2. 患者运动功能有所恢复　能够自行在床上翻身更换体位，能离开床自行走动或推着轮椅走动。

3. 患者可以独立完成日常生活动作　患者可以自己洗浴、修饰、穿衣、进食、如厕。

4. 患者的自我表达能力增强　患者理解别人和表达自己需要与想法的能力增强了，与人沟通时的挫折感降低了。

（吴胜梅）

# 第五节 颅脑损伤

颅脑损伤分为头皮损伤、颅骨骨折和脑损伤。其发生率在全身各部位损伤中占第二位，仅次于四肢损伤。常见于交通、工矿事故、爆炸、跌倒、钝器和锐器对头部的伤害。对预后起决定作用的是脑损伤的程度和处理结果。

## 一、头皮损伤患者的护理

### （一）疾病概要

头皮损伤可分为头皮血肿、头皮裂伤和头皮撕脱伤，而头皮血肿根据头皮结构层次（图6-1）又可分为皮下血肿、帽状腱膜下血肿和骨膜下血肿。

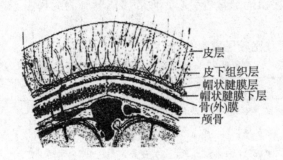

**图6-1 头皮解剖层次**

1. 头皮的解剖　头皮的血液供应丰富，抗感染及愈合能力均较强。

头皮分五层：①皮层，厚而致密，内含大量汗腺、皮脂腺、毛囊，具有丰富的血管，外伤时易致出血。②皮下组织层，又称浅筋膜层，由致密的结缔组织和脂肪组织构成，交织成网，与帽状腱膜紧密相连，将脂肪分隔成无数小格，内有神经、血管和淋巴管。③帽状腱膜层，前连额肌，后连枕肌，两侧逐渐变薄，续于颞肌筋膜浅层，致密坚厚，富有张力。④帽状腱膜下层，是位于帽状腱膜与骨膜之间的一个潜在间隙，内含疏松结缔组织，其间隙内的静脉经导静脉与颅内静脉窦相通，是颅内感染和静脉窦栓塞的途径之一。⑤骨外膜，由致密结缔组织构成，骨外膜在颅缝处贴附紧密，其余部位贴附疏松，故骨膜下血肿易被局限。其中浅部三层连接紧密，难以将其各自分开，因此，临床上将这三层视为一层，称为"头皮"，而深部两层之间连接疏松，较易分离。

2. 损伤类型

（1）头皮血肿：多由钝器打击或碰撞引起血管破裂所致。根据血肿所在部位分为：①皮下血肿；②帽状腱膜下血肿；③骨膜下血肿。

（2）头皮裂伤：多为锐器或钝器打击所致，是常见的开放性头皮损伤。头皮血管丰富，出血较多，可引起失血性休克。

（3）头皮撕脱伤：多因发辫卷入转动的机器，受机械力牵拉，使大块头皮自帽状腱膜下层撕脱，有时连同骨膜一并撕脱。严重者整个头皮甚至连前部的额肌一起撕脱。剧烈疼痛及大量出血可导致创伤性休克。

（二）护理评估

1. 健康史　头皮损伤多由直接外力所致。应了解患者受伤的过程和致伤物的种类，因可能并发颅内损伤，应询问患者受伤后的意识情况以及有无其他不适。

2. 身体状况及治疗原则

（1）头皮血肿

1）皮下血肿：血肿位于皮层和帽状腱膜之间，因受皮下纤维间隔限制，血肿体积小，张力大，压痛明显。有时周围组织肿胀隆起，中央反而凹陷，稍软，易被误认为凹陷性颅骨骨折。

2）帽状腱膜下血肿：血肿位于帽状腱膜与骨外膜之间，该处组织疏松，出血易于扩散，范围大，触诊有波动感。严重者，血肿边界可与帽状腱膜附着缘一致，似戴一顶有波动的帽子。

3）骨膜下血肿：多由局部骨折引起，血肿多以骨缝为界局限于某一颅骨范围内，血肿张力较高。

三种头皮血肿的特点比较见表6-2。

表6-2　三种头皮血肿的临床特征比较

| 血肿类型 | 临床特点 |
| --- | --- |
| 皮下血肿 | 血肿体积小，张力大，质地较硬，无波动感 |
| 帽状腱膜下血肿 | 血肿体积大，张力小，质地较软，波动感明显 |
| 骨膜下血肿 | 血肿范围不超过颅缝，张力较高，大者可有波动感，常伴有颅骨骨折 |

治疗原则：较小的头皮血肿，无需特殊处理，一般在1~2周内可自行吸收，早期可给予冷敷以减少出血和疼痛，切忌用力揉搓，24~48h后改用热敷以促进血肿吸收。若血肿较大，则应在严格皮肤准备和消毒下，穿刺抽吸后加压包扎。

（2）头皮裂伤：因钝性打击或头部碰撞造成的头皮裂伤多不规则，创缘有挫伤痕迹，常伴颅骨骨折或脑损伤。因锐器所致的头皮裂伤较平直，创缘规则。头皮血管丰富，损伤后出血较多，可引起失血性休克。头皮裂伤较浅时，因断裂血管受头皮纤维的牵拉，断端不能收缩，出血量反较裂伤超过帽状腱膜层的深层裂伤者多。由于出血多，常引起患者紧张，使血压升高，加重出血。

治疗原则：立即对局部压迫止血，让患者保持镇静，争取24h内清创缝合，遵医嘱用TAT和抗菌药物预防感染。

（3）头皮撕脱伤：创面明显，剧烈疼痛及大量出血可导致休克。

治疗原则：急救时，除加压包扎止血、防止休克外，应用无菌敷料覆盖创面后加压包扎。保护好撕脱的头皮，避免污染，随伤员一同送往医院，争取清创后再植。完全撕脱的头皮不做任何处理，用无菌敷料包裹，隔水放置于有冰块的容器内随患者一起迅速送至医院，清创后缝回原处；不完全撕脱者，直接清创后缝回原处。手术应争取在伤后6~8h内进行。对于撕脱皮瓣不能再利用，而骨膜未撕脱，可取腹部或大腿皮肤植皮。若骨膜已遭破坏不能再植者，可先做局部筋膜转移，再植皮。伤后时间较长或上述处理失败者，只能在颅骨外板上多处钻孔，深达板障，待骨孔内肉芽组织生成后再行植皮。遵医嘱用TAT和抗菌药物预防感染。

（三）护理诊断及合作性问题

1. 组织完整性受损　与损伤有关。

2. 急性疼痛　与头皮损伤有关。

3. 潜在并发症　感染、休克。

（四）护理措施

较小的头皮血肿一般在1～2周可自行吸收，早期可予加压冷敷；血肿较大可在无菌操作下穿刺抽吸后加压包扎。头皮裂伤要在24h内清创缝合。头皮撕脱伤除紧急加压包扎、防止休克外，要保留好撕脱的头皮，争取尽早清创植皮。

1. 病情观察　要密切观察患者血压、脉搏、呼吸、瞳孔和神志变化；注意有无脑损伤和颅内压增高的发生。

2. 伤口护理　要注意创面有无渗血，保持敷料干燥清洁及引流通畅。

3. 疼痛患者的护理　按医嘱应用镇痛药，并结合其他方法缓解疼痛。

4. 预防感染　按医嘱给予抗菌药物和破伤风抗毒素；观察有无全身和局部感染表现。

## 二、颅骨骨折患者的护理

（一）疾病概要

颅骨骨折是指颅骨受暴力作用致颅骨结构的破坏，发生断或裂。按骨折部位分为颅盖骨折和颅底骨折；按骨折是否与外界相通分为开放性和闭合性骨折；按骨折形态分为线性骨折和凹陷性骨折。骨折可引起脑膜、脑、血管和神经损伤，可并发脑脊液漏、颅内血肿及颅内感染等。颅骨骨折的严重性并不在于骨折本身，而在于可能存在的继发性损害，如颅内血肿、脑损伤等。

1. 解剖简介　颅骨分为颅盖骨和颅底骨两部分。

（1）颅盖骨：质坚实，由内、外骨板和板障构成；外板厚，内板较薄，内、外骨板表面均有骨膜覆盖，内骨膜也是硬脑膜外层，在颅骨的穹隆部，内骨膜与颅骨板结合不紧密，故颅顶部骨折时易形成硬脑膜外血肿。

（2）颅底骨：骨面凹凸不平，厚薄不一，有两侧对称、大小不等的骨孔和裂隙，脑神经、血管由此出入颅腔。颅底分为颅前窝、颅中窝和颅后窝。颅底骨折时相邻硬脑膜常被撕裂，形成脑脊液漏，也可由此导致颅内感染。

2. 骨折类型

（1）颅盖骨折

1）线性骨折：最常见，主要靠颅骨X线摄片确诊。当骨折线通过脑膜中动脉沟和静脉窦所在部位时，要警惕硬脑膜外血肿的发生。

2）凹陷性骨折：向内凹陷可损伤脑、血管等颅内器官或组织，局部可扪及局限性下陷区。X线摄片可显示骨折片陷入颅内的深度，CT扫描有助了解骨折情况和有无并发脑损伤（图6-2）。

（2）颅底骨折：可因颅盖骨折线延伸或强烈的间接暴力作用于颅底所致，常为线性骨折。颅底部的硬脑膜与颅骨贴附紧密，故颅底骨折时易撕裂硬脑膜，产生脑脊液外漏而成为开放性骨折。颅底骨折常因出现脑脊液漏而确诊。X线不易显示骨折线，CT扫描可显示骨折部位。

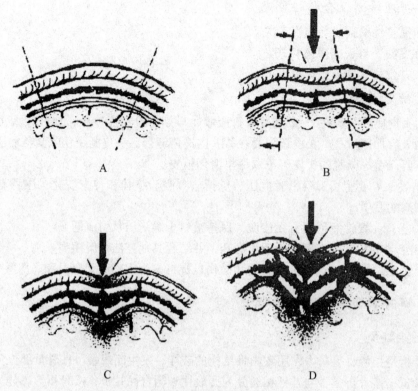

图 6 - 2  颅盖骨凹陷性骨折病理变化示意图

（二）护理评估

1. 健康史　询问患者受伤的过程，如暴力的方式、部位、大小、方向，当时有无意识障碍及口鼻流血、流液等情况，初步判断有无脑损伤和其他损伤。

2. 身体状况及治疗原则

（1）颅盖骨折：单纯颅盖骨折临床表现少，若并发头皮损伤或骨折片凹陷入颅内则可导致脑损伤，出现相应的症状和体征；若引起颅内血肿，则可出现颅内压增高表现。

治疗原则：

1）单纯线性骨折：无需特殊处理，仅需卧床休息，对症治疗，如止痛、镇静等。但需注意有继发性颅内血肿等并发症的可能。

2）凹陷性骨折：凹陷深度超过 1cm 或凹陷性骨折位于脑重要功能区表面，有脑受压或脑损伤症状时，应手术整复或摘除碎骨片。

3）开放性骨折：及早手术。

（2）颅底骨折：主要表现为皮下和黏膜下淤血斑、脑脊液外漏和脑神经损伤三个方面。颅底骨折根据部位不同常分为三种类型，其表现各有所不同（表 6 - 3）。

治疗原则：骨折本身不需特殊治疗，重点在于观察有无脑损伤及处理脑脊液漏、脑神经损伤等并发症。出现脑脊液漏即属开放性损伤，应使用 TAT 及抗菌药物预防感染，大部分漏口在伤后 1～2 周自愈。若 1 个月以上仍未停止，需手术修补硬脑膜。

表6-3  三种颅底骨折的临床特征

| 骨折部位 | 软组织出血的表现（瘀斑） | 脑脊液漏 | 可能累及的脑神经 |
| --- | --- | --- | --- |
| 颅前窝 | 眼眶青紫，球结膜下出血，呈"熊猫眼"征 | 自鼻或口腔流出 | 嗅神经、视神经 |
| 颅中窝 | 咽黏膜下、乳突区皮下淤血瘀斑 | 自鼻、耳流出 | 面神经、听神经 |
| 颅后窝 | 乳突后、枕下区皮下淤血瘀斑 | 少见 | 少见 |

3. 辅助检查  X线和CT检查可了解骨折的情况、有无并发脑及血管损伤等。

（三）护理诊断与合作性问题

1. 知识缺乏  缺乏脑脊液外漏的护理知识。

2. 潜在并发症  颅内出血，颅内感染。

（四）护理措施

1. 病情观察  密切观察患者的意识、瞳孔、生命体征、颅内压增高的症状和肢体活动等情况。

2. 治疗配合  颅盖骨折需手术治疗时，做好术前和术后护理。颅底骨折脑脊液漏超过1个月时，应做好手术修补硬脑膜的术前准备。开放性骨折应按医嘱予抗菌药物和破伤风抗毒素预防感染。

3. 脑脊液外漏患者的护理  护理的重点是防止因脑脊液的逆流而导致颅内感染。

（1）体位：绝对卧床休息，可取半卧位或平卧位将头部抬高15°～20°，借重力作用使脑组织移至颅底硬脑膜裂缝处，促使局部粘连封闭漏口，维持至停止漏液后3～5天。

（2）保持外耳道、鼻腔、口腔清洁：每日2～3次清洁消毒，注意棉球不可过湿，以免液体逆流入颅。

（3）严禁堵塞鼻腔和耳道；禁止耳、鼻滴药、冲洗；严禁经鼻腔吸氧、吸痰和留置胃管；禁忌做腰椎穿刺。劝告患者勿挖鼻、抠耳。

（4）避免用力咳嗽、打喷嚏、擤鼻涕、用力排便，以免颅内压骤然升降导致气颅或脑脊液逆流。

（5）观察和记录脑脊液漏出量：可在鼻前庭或外耳道口松松地放置干棉球，浸湿即换，记录24h浸湿的棉球数，以估计脑脊液外漏的量。注意棉球不可过湿，不可填塞，以免液体逆流入颅。

（6）严密监测体温，观察有无颅内感染迹象；根据医嘱预防性应用抗菌药物及破伤风抗毒素。

4. 心理护理  向患者介绍病情、治疗方法和注意的事项，以取得配合，消除其紧张情绪。

**三、脑损伤患者的护理**

（一）疾病概要

脑损伤是指因暴力作用引起的脑部损伤，包括脑膜、脑组织、脑血管以及脑神经的损伤。

1. 分类

（1）根据伤后脑组织与外界是否相通分为：

1）开放性脑损伤。

2）闭合性脑损伤。

（2）根据脑损伤病理改变的先后分为：

1）原发性脑损伤：是指暴力作用后立即发生的脑损伤，如脑震荡、脑挫裂伤等。

2）继发性脑损伤：是指受伤一段时间以后出现的脑受损病变，主要有脑水肿和颅内血肿等。

2. 常见的脑损伤

（1）脑震荡：是指头部外伤后立即发生的一过性脑功能障碍，无肉眼可见的神经病理改变，但在显微镜下可见神经组织结构紊乱。是最常见的并且是最轻的原发性脑损伤。

（2）脑挫裂伤：为脑实质的损伤，主要发生在大脑皮质，可单发，也可多发。包括脑挫伤及脑裂伤。脑挫伤指脑组织遭受破坏较轻，软脑膜完整；脑裂伤指软脑膜、血管和脑组织同时有破裂，伴有外伤性蛛网膜下隙出血。由于两者常同时存在，合称为脑挫裂伤。

（3）颅内血肿：是颅脑损伤中最常见的继发性损伤，若不及时处理，常引起颅内压增高而导致脑疝而危及患者生命。早发现、早处理，可在很大程度上改善预后。

根据血肿的来源和部位分为：硬脑膜外血肿、硬脑膜下血肿和脑内血肿（图6-3）。根据症状出现的时间分为：①急性血肿，指伤后3天内出现症状；②亚急性血肿，指伤后3天至3周出现症状；③慢性血肿，指伤后3周以上才出现症状。

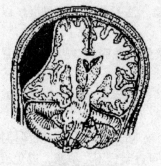 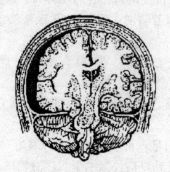 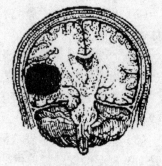

硬脑膜外血肿　　　　　　　　硬脑膜下血肿　　　　　　　　脑内血肿

**图6-3　颅内血肿示意图**

1）硬脑膜外血肿：是指出血积聚在颅骨与硬脑膜之间。由于颅盖部的硬脑膜与颅骨附着较松，易于分离，故多见于穹隆部线性骨折时，尤多见于额部。常因骨折或颅骨的短暂变形，撕破位于骨管沟内的硬脑膜中动脉或静脉窦而引起出血。

2）硬脑膜下血肿：是指出血积聚在硬脑膜和蛛网膜之间，是最常见的颅内血肿（图6-4）。

急性硬脑膜下血肿：出血多来自脑实质内血管破裂，常伴有脑挫裂伤。

慢性硬脑膜下血肿：出血来源及发病机制尚不完全清楚。好发于50岁以上老年人，仅有轻微头部外伤史或没有外伤史。

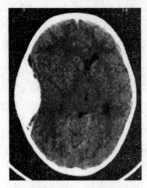
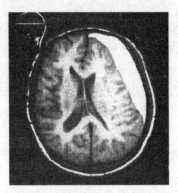
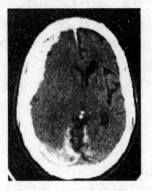

急性硬脑膜外血肿(CY
扫描示：右颞部梭形高
密度灶，中线结构左移)

亚急性硬脑膜外血肿
(MRIT₁加权)

硬脑膜下血肿(CT扫面)

**图6-4 颅内血肿 CT、MRI 扫描图**

3）脑内血肿：常与硬脑膜下和硬膜外血肿并存。浅部血肿的出血均来自脑挫裂伤，血肿多位于脑挫裂伤区，少数位于凹陷性骨折附近。深部血肿多见于老年人，脑的表面可无明显挫伤。

（二）护理评估

1. 健康史　重点是了解受伤史及现场情况，应详细了解患者的受伤经过，如暴力的性员、大小、方向及速度；患者当时有无意识障碍及程度和持续时间，有无口鼻、外耳道出血或脑脊液漏的发生；有无逆行性遗忘，有无头痛、恶心、呕吐、抽搐、大小便失禁和肢体瘫痪；了解患者既往健康状况等。

2. 身体状况及治疗原则

（1）脑震荡

1）身体状况：伤后立即出现短暂的意识障碍，一般不超过 30min。同时伴有面色苍白、出冷汗、血压下降、脉搏缓慢、呼吸减弱、肌张力减低、各种生理反射迟钝，清醒后对受伤时甚至受伤前一段时间内的情况不能回忆，而对往事记忆清除，称为逆行性遗忘。清醒后常有头痛、头晕、恶心、呕吐、失眠等症状。神经系统检查无阳性体征，头部 CT 无异常改变。

2）治疗原则：无需特殊治疗，一般卧床休息 1~2 周，适当给予镇痛、镇静等对症处理，可完全恢复。少数症状迁延者，应加强心理护理。

（2）脑挫裂伤

1）身体状况：因受伤部位和程度不同，临床表现差异较大。

意识障碍：为最突出的临床表现，伤后立即出现昏迷，其程度和持续时间与脑挫裂伤的程度、范围有关，昏迷常在 30min 以上。严重者可长期持续昏迷。

局灶性症状与体征：受伤时立即出现与受伤部位相应的神经功能障碍和体征，若伤及脑皮质功能区，可在伤后立即出现与伤灶区功能相应的神经功能障碍或体征，如语言中枢受损出现失语，运动中枢受损出现对侧肢体瘫痪、锥体束征等。若仅伤及"哑区"，可无神经系统受损的表现。

生命体征改变：由于脑水肿和颅高压，早期可出现血压升高、脉搏缓慢、呼吸深慢，严重者呼吸、循环功能衰竭。

脑膜刺激征：并发有蛛网膜下隙出血时，或颅内压增高、自主神经（植物神经）功能紊乱等情况下，患者可有剧烈头痛、呕吐、颈项强直、病理反射阳性，脑脊液检查有红细胞。

颅内压增高与脑疝：因继发颅内血肿或脑水肿所致，可出现头痛、呕吐等表现。可使早期的意识障碍或偏瘫程度加重，或意识障碍好转后又加重，同时伴生命体征紊乱、瞳孔改变、锥体束征等。

CT 和 MRI 检查：可显示脑挫裂伤的部位、范围、脑水肿的程度以及有无脑室受压及中线结构移位等。

2）治疗原则：①非手术治疗，绝对卧床休息，床头抬高 15°～30°，保持呼吸道通畅，营养支持，维持水、电解质、酸碱平衡，应用抗菌药物预防感染，对症处理，防治脑水肿，应用营养神经的药物，促进脑功能恢复，如 ATP、辅酶 A、细胞色素 C 等，以供应能量、改善细胞代谢、促进脑细胞功能恢复；②手术治疗，重度脑挫裂伤经上述治疗无效，颅内压增高明显甚至出现脑疝迹象时，应做脑（颅内）减压术或局部病灶清除术。

（3）颅内血肿

1）身体状况：往往先出现原发性脑损伤的表现，如脑震荡、脑挫裂伤的表现。当颅内血肿形成后压迫脑组织才出现相应表现，甚至颅内压增高和脑疝的表现。但不同部位的血肿有其不同的表现。

Ⅰ. 硬脑膜外血肿

A. 主要表现：主要表现是意识障碍。硬脑膜外血肿大多为急性型，其意识障碍可有三种类型：①典型的意识障碍是伤后昏迷有"中间清醒期"，即伤后原发性脑损伤引起的昏迷好转，患者清醒之后，颅内血肿形成引起颅内压增高，导致患者再度出现昏迷，两次昏迷之间有一段时间患者清醒。两次意识障碍的原因不同，前者是原发性脑损伤引起，后者为继发性血肿及其颅内压增高所致。由于原发损伤程度不同、继发性血肿治疗及时与否，临床上中间清醒期仅在部分患者中出现。②原发性脑损伤严重，伤后昏迷一直持续并进行性加重，血肿的症状被原发性脑损伤所掩盖。③原发性脑损伤轻，伤后无原发性昏迷，至血肿形成后出现继发性昏迷。

B. 其他表现：可有血肿压迫所致的神经局灶症状和体征。患者在昏迷前或在中间清醒期期间常有头痛、呕吐等颅内压增高表现，甚至有脑疝表现。一般成人幕上积血大于 20ml，或幕下积血大于 10ml，即可引起颅内压增高症状。幕上血肿者大多有小脑幕切迹疝表现，然后并发枕骨大孔疝。幕下血肿者可直接发生枕骨大孔疝，较早发生呼吸骤停。

Ⅱ. 硬脑膜下血肿

A. 急性硬脑膜下血肿：症状类似硬脑膜外血肿，因多数与脑挫裂伤和脑水肿同时存在，故原发性昏迷时间长，呈持续昏迷进行性加重，少有中间清醒期。较早出现颅内压增高和脑疝征象。

B. 慢性硬脑膜下血肿：由于致伤外力小，出血缓慢，患者可有慢性颅内压增高表现，并有间歇性神经定位体征，有时可有智力下降、记忆力减退和精神失常等智力和精神症状。

Ⅲ. 脑内血肿

出血积聚在脑实质内，常与硬脑膜下血肿共存。身体状况与脑挫裂伤和急性硬脑膜下血肿类似，以进行性加重的意识障碍为主。常常缺乏定位体征，若血肿累及重要脑功能区，可出现偏瘫、失语、癫痫等症状。

2）治疗原则：颅内血肿一经确诊，原则上手术治疗，清除颅内血肿，并彻底止血，解除颅内压增高，防止脑疝形成或解除脑疝。

3. 心理 – 社会状况　因脑损伤多有不同程度的意识障碍，故清醒后患者常有短暂的"情绪休克"，患者对周围事物反应平淡；之后，对脑损伤及其功能的恢复有较重的心理负担，常表现为烦躁、焦虑、悲观、恐惧等；患者意识和智力的障碍使亲属有同样表现；此外，家庭对患者的支持程度和经济能力也影响着患者的心理状态。

4. 辅助检查

（1）X 线平片：可了解有无颅骨骨折。

（2）CT 检查：是目前最常用的检查方法，能清楚显示脑挫裂伤、颅内血肿的部位、范围和程度。

（3）MRI 检查：能显示较小的脑挫裂伤病灶。

（三）护理诊断及合作性问题

1. 意识障碍　与脑损伤、颅内压增高有关。

2. 清理呼吸道无效　与意识障碍，不能有效排痰有关。

3. 有发生废用综合征危险　与颅脑损伤后意识和肢体功能障碍及长期卧床有关。

4. 营养失调：低于机体需要量　与伤后进食障碍及高代谢状态有关。

5. 潜在并发症　颅内压增高、脑疝、各种感染、外伤性癫痫、压疮及肌肉萎缩等。

（四）护理措施

1. 急救护理

（1）首先抢救危及患者生命的伤情：如心跳骤停、窒息、大出血等，保持呼吸道通畅，注意保暖，禁用吗啡止痛。

（2）妥善处理伤口：单纯头皮裂伤清创后加压包扎；开放性颅脑损伤应剪短伤口周围头发，伤口局部不清洗、不用药，用无菌纱布保护外露的脑组织以避免受压；有脑组织从伤口膨出时，在外露的脑组织周围用消毒纱布卷保护，再用纱布架空包扎，避免脑组织受压。应遵医嘱尽早应用抗菌药物和破伤风抗毒素。

（3）防治休克：有休克征象者要查明有无其他部位的损伤和出血，如多发性骨折、内脏破裂等，要积极补充血容量，并做好手术前准备。

（4）做好护理记录：记录受伤经过；初期检查发现的阳性体征；生命体征、意识、瞳孔及肢体活动的变化；急救措施和使用药物情况等。

2. 一般护理

（1）体位：意识清醒者取头高斜坡卧位，抬高床头 15°～30°，以利于脑静脉回流，减轻脑水肿。昏迷患者或吞咽功能障碍者宜采取侧卧位或侧俯卧位，以利于口腔内分泌物的排除和防止呕吐物、分泌物误吸。

（2）保持呼吸道通畅：颅脑损伤患者有意识障碍，丧失了正常咳嗽反射和吞咽功能，呼吸道分泌物不能有效排除，舌后坠等可引起严重的呼吸道梗阻。因此，必须及时有效地清除口咽部的血块、呕吐物和分泌物；患者取侧卧位，定时吸痰，痰液黏稠时要给予雾化吸入以稀释痰液；必要时置口咽通气道，或行气管切开术和人工辅助呼吸。

（3）营养支持：无法进食的患者应及早采用胃肠外营养，从静脉补充葡萄糖、氨基酸、脂肪乳剂、维生素等。尽早恢复肠内营养有利于患者的康复，待肠蠕动恢复后，可采用鼻胃管补充营养。要定期评估患者的营养状况，如体重、氮平衡、血浆蛋白、血糖和电解质，以及时调整营养供给量和配方。

（4）躁动患者的护理：首先要控制引起躁动的原因。引起躁动的原因很多，如头痛、呼吸道不通畅、尿潴留、便秘、被服被大小便浸湿、肢体受压等，需查明原因并及时排除，切勿轻率给予镇静剂，以免影响观察病情。对躁动患者不可强加约束，以免因过分挣扎使颅内压进一步升高。应加床档保护并给患者戴手套，以防坠床和抓伤。

（5）其他基础护理：要加强皮肤护理，定时翻身，预防压疮；保持四肢关节功能位，每日做四肢活动及肌肉按摩；留置导尿时，要定时消毒尿道口；防止便秘可给予缓泻剂，禁忌高压灌肠，以免发生颅内压增高。

3. 病情观察　病情观察是颅脑损伤患者的护理的重要内容，目的是观察治疗效果，及时发现和处理继发性病变。

（1）意识状态：反映大脑皮质和脑干的功能，观察时采用相同程度的语言和痛刺激，对患者的反应作动态分析，判断意识的变化。意识障碍的程度可反映脑损伤的轻重，意识障碍出现的早晚和有无加重，是区别原发和继发性脑损伤的重要依据。

（2）生命体征：为避免患者躁动影响准确性，应先测呼吸，再测脉搏，最后测血压。颅脑损伤患者以呼吸变化最敏感和多变。若伤后血压上升、脉搏减慢、呼吸深慢，则提示颅内压增高；若同时出现意识障碍和瞳孔的变化，则可能发生脑疝。另外，下丘脑和脑干损伤常出现中枢性高热。伤后数日体温升高，常提示有感染性并发症。

（3）瞳孔：瞳孔的变化可因动眼神经、视神经以及脑干部位的损伤引起。应观察瞳孔的大小、形态、对光反射、眼裂大小、眼球的位置及活动情况，注意两侧对比。伤后立即出现一侧瞳孔散大，是原发性动眼神经损伤所致；伤后瞳孔正常，以后一侧瞳孔先缩小，继之进行性散大，并且对光反射减弱或消失是小脑幕切迹疝的眼征；如果双侧瞳孔时大时小，变化不定，对光反射消失伴眼球运动障碍，是脑干损伤的表现；双侧瞳孔散大，对光反射消失、眼球固定伴深昏迷或去大脑强直，多为临终前的表现；眼球震颤见于小脑或脑干损伤。另外，应注意某些药物、剧痛、惊骇等也会影响瞳孔变化，如吗啡、氯丙嗪可使瞳孔缩小；阿托品、麻黄碱可使瞳孔散大。

（4）神经系统体征：定时检查患者双侧肢体肌力、自主活动、感觉、生理反射和病理反射。原发性脑损伤引起的偏瘫等局灶症状，受伤当时就已出现，且不再加重。如患者于伤后逐渐出现神经系统体征，应考虑有颅内血肿或脑水肿等继发性脑损伤。伤后一段时间出现或继续加重的肢体偏瘫，同时伴有意识障碍和瞳孔变化，多是小脑幕切迹疝压迫中脑的大脑脚. 损害其中的锥体束纤维所致。

（5）其他：观察有无脑脊液漏、呕吐及呕吐物的性质，对剧烈头痛和烦躁不安等症状，查明原因。剧烈头痛、频繁呕吐是颅内压增高的主要表现，尤其是躁动时无脉搏增快，应警惕脑疝的形成。注意 CT 和 MRI 扫描结果及颅内压监测情况。

4. 治疗配合

（1）遵医嘱应用脱水药、糖皮质激素、冬眠低温法等措施降低颅内压。

（2）应用抗菌药物防治感染。

（3）保护脑组织和促进脑苏醒常应用能量合剂、神经节苷酯、胞二磷胆碱等药物，有助于患者苏醒和功能恢复。

（4）其他护理措施：①任何部位的脑损伤都可能引起癫痫，应掌握其先兆，做好预防措施，如采用护栏、床头放枕头，遵医嘱按时给予抗癫痫药以预防发生；发作时应遵医嘱给予地西泮 10～20mg，静脉缓慢注射，直至抽搐停止，并且有专人护理，用牙垫防止舌咬伤，及时吸出气管内分泌物，保持呼吸通畅等。②昏迷者按昏迷常规护理，眼睑不能闭合者涂眼膏，预防角膜炎或角膜溃疡。③高热患者，注意降温，常用方法有物理降温，如头部冰帽、大血管处置冰袋等；如物理降温无效，可遵医嘱给予冬眠疗法。

5. 手术前后护理

（1）手术前护理要点：除继续做好上述护理外，应做好紧急手术前常规准备，手术前 2h 内剃净头发，洗净头皮，70% 乙醇消毒手术区皮肤并用无菌巾包扎。

（2）手术后护理要点

1）稳妥搬运患者：手术后搬运患者动作要轻且稳，防止头部转动或受震荡，搬动前后应观察患者呼吸、脉搏和血压的变化。

2）安置合适体位：小脑幕上开颅手术后，取健侧或仰卧位，避免切口受压；小脑幕下开颅手术后，应取侧卧或侧俯卧位。

3）做好引流护理：手术中常放置引流管，如脑室引流、创腔引流、硬脑膜下引流等，护理时严格注意无菌操作，妥善固定；预防颅内逆行感染；保持引流通畅；观察并记录引流量和性质。

4）加强病情观察：严密观察患者的意识、生命体征、瞳孔、肢体活动等情况，及时发现手术后颅内有无发生出血、感染、癫痫以及应激性溃疡等并发症。

6. 生活护理

（1）饮食护理：颅脑损伤后，营养摄入减少，分解代谢增加，机体进入负氮平衡；损伤的急性期应激反应使血糖升高，乳酸堆积，加重脑水肿。因此，对能进食的患者，鼓励进食高蛋白、高维生素、高热量、易消化饮食；昏迷或有恶心呕吐的患者应暂禁食，可采用全胃肠外营养（TPN）或鼻饲牛奶、蛋黄、糖、维生素和微量元素等配制的混合膳或要素饮食，并适时给予输血、血浆、清蛋白等。

（2）清洁护理：定期检查口腔黏膜、皮肤受压处有无异常，对清醒者告知保持口腔清洁和定时翻身的重要性，指导患者漱口刷牙，改变体位。对意识障碍或肢体瘫痪者，给予定时翻身、骨突出部位按摩，保持床单干燥、清洁、平整；每天两次口腔护理。

（3）保持大便通畅：便秘可造成患者腹胀不适，用力排便还可诱发颅内压增高者发生脑疝。所以，应提供富含纤维素的食物。无颅内压增高者，可多饮水，并进行腹部按摩，遵医嘱使用缓泻剂，必要时戴手套抠出干硬粪块或灌肠。但对已有颅内压增高者，勿用大剂量高压灌肠。

（4）加强安全防护：患者躁动时易发生意外损伤，应查找原因，给予相应处理，不要强制性约束，必要时加床档，专人护理，以防坠床。肌内注射时，应有专人协助，以防断针；静脉输液装置应妥善固定；剪短指甲或戴手套以防抓伤。癫痫发作时，应安置于仰卧头偏向一侧，清除口鼻分泌物，解开衣领，置牙垫或纱布卷，防止窒息和咬伤舌头。对肢体不全瘫痪者，起床活动时给予扶持或提供拐杖、轮椅等。

7. **心理护理**　加强与患者的沟通，根据患者的情绪和行为表现给予积极的心理和感情支持，用热情开朗的情绪，真诚和蔼的态度去感染患者，以娴熟规范的技术、一丝不苟的工作作风，取得患者和家属的信任，以消除焦虑恐惧的心理。对于在疾病恢复过程中产生的症状，给予适当的解释和安慰；鼓励指导患者树立正确的人生观，建立重新生活的能力及战胜疾病的信心和勇气。

8. **健康指导**

（1）向患者及家属解释颅脑损伤的恢复过程，如头痛、头昏、乏力、记忆力减退、注意力分散等后遗症，可随时间延长而逐渐消失。

（2）康复训练：对于脑损伤后遗留的语言、智力或运动功能障碍，要鼓励患者尽早开始康复训练；协助制订康复计划，耐心指导，以改善生活自理能力和社会适应能力。制定经过努力容易达到的目标，一旦康复有进步，患者会产生成功感，树立起坚持锻炼和重新生活的信心。

（3）用药指导：有外伤性癫痫的患者，应按时服用抗癫痫药控制症状发作，不要单独外出、登高、游泳等，以防意外。向患者及其亲属介绍服药的目的、疗程、副作用，嘱咐患者没有医生的允许不可随意停药，应在医生指导下逐渐减量直至停药。还要教会患者亲属对癫痫发作的紧急救护方法。

（4）生活自理指导：对有残疾者，应鼓励患者树立正确的人生观，鼓励其争取生活自理，指导并告诉亲属对患者生活护理的方法及注意事项。

（5）说明随访的重要性及随访的时间和地点。

（冀　雪）

# 第六节　脑脊液漏

## 一、概述

脑脊液存在于脑室及蛛网膜下腔内，脑脊液经由鼻腔、耳道或开放伤口流出称为脑脊液漏。

## 二、常见原因及表现

1. 常见原因

（1）自发性（或非创伤性）脑脊液漏：是指无手术或者外伤史而出现的脑脊液漏。但事实上，这种情况很罕见。多数病例追问病史会发现多年前有创伤、手术或肿瘤病史。进一步检查可发现颅底骨质的先天发育异常。

（2）创伤性脑脊液漏：脑脊液漏最常见的原因是外伤。颅骨骨折累及相应的硬膜、蛛网膜撕裂将导致脑脊液漏。

（3）术后发生的脑脊液漏：术后脑脊液漏主要包括脑脊液伤口漏和累及气窦的脑脊液漏。常见部位有颅后窝、颅前窝、筛窦、前床突及蝶窦区域的手术。手术过程中开放了与颅底相邻的气窦，而没有严密修补硬脑膜及修复颅底骨质缺失所引起。

2. 临床表现

（1）脑脊液鼻漏：多见于前颅底骨折，发生率高达39%。急性者伤后常有血性液体自鼻腔溢出，眼眶下淤血（俗称熊猫眼），眼结膜下出血，可伴有嗅觉丧失或减退，偶有伤及视神经及动眼神经，出现相应症状。

（2）脑脊液耳漏：常为颅中窝骨折累及鼓室所致，因岩骨位于颅中、后窝交界处，无论岩骨的颅中窝部分或颅后窝部分骨折，只要伤及中耳腔，则皆可有血性脑脊液进入鼓室。若耳鼓膜有破裂时，溢液经外耳道流出，鼓膜完整时脑脊液可经咽鼓管流向咽部；甚至由鼻后孔流入鼻腔再自鼻孔溢出，酷似前颅窝骨折所致鼻漏，应予鉴别。

（3）脑脊液伤口漏：因为硬膜修复欠妥或伤口感染愈合不良引起。

## 三、护理

（1）严密观察生命体征，及时发现病情变化。

（2）脑脊液漏患者应绝对卧床休息，取头高位，床头抬高30°，枕上垫无菌垫巾，保持清洁、干燥。耳漏患者头偏向患侧，维持到脑脊液漏停止后3～5d。

（3）做好健康指导，禁止手掏、堵塞冲洗鼻腔和耳道，减少咳嗽、打喷嚏等动作，防止发生颅内感染和积气。

（4）脑脊液鼻漏者禁止经鼻插胃管和鼻腔吸痰等操作，以免引起颅内感染。

（5）遵医嘱按时使用抗菌药物，并观察用药效果。

（覃春年）

# 第七节　垂体腺瘤

## 一、概述

垂体腺瘤是指起源于蝶鞍内脑垂体细胞的良性肿瘤。其发病率约为1/10万，占颅内肿瘤的10%～12%，仅次于脑膜瘤和胶质瘤。男女比例无明显差异，好发年龄为青壮年。垂体瘤发病机制尚未阐明。一般认为垂体瘤的发生发展有多种因素共同参与，表现为细胞过度增殖和激素的过度分泌，继而引发临床症状。

## 二、临床表现

1. 功能性垂体腺瘤的临床表现

（1）泌乳素腺瘤（PRL）：是激素分泌性垂体腺瘤中最常见的一种，主要以泌乳素增高雌激素减少所致闭经、溢乳、不育为临床特征，又称Forbis - Albright综合征。

（2）生长激素腺瘤（GH）：成年人多表现为肢端肥大症，表现为头颅变方、额骨高耸、鼻部增大、嘴唇肥厚、声音改变、手足粗大，常常伴有高血压、糖尿病、睡眠性呼吸暂停、心肌病。青春发育期前，出现巨人症，个子异常高大，容易疲劳，免疫力差等。

（3）促肾上腺皮质激素腺瘤（ACTH）：表现为库欣综合征。多见于青年女性，患者体重增加，呈向心性肥胖，水牛背、满月脸、皮下紫纹、容易出现瘀斑、近端肌病、情绪不稳、糖尿病、继发心脏病变，常伴有高血压。

（4）甲状腺刺激素细胞腺瘤（TSH）：大多数为侵袭性垂体大腺瘤，分泌 TSH，常导致中枢性甲状腺功能亢进，患者出现明显的甲状腺功能亢进症状且有弥漫性甲状腺瘤。

（5）促性腺激素腺瘤：由于 FSH、LH 分泌过多，早期可无症状，晚期有性功能减低、闭经、不育、阳痿。肿瘤长大可出现视功能障碍。

2. 头痛　早期约 2/3 患者有头痛，主要位于眶后、前额和双颞部，程度轻，间歇性发作，多系肿瘤直接刺激或鞍内压增高，引起垂体硬脑膜囊及鞍膈受压导致。当肿瘤突破鞍膈，鞍内压降低，疼痛则可减轻或消失。晚期头痛可因肿瘤向鞍旁发展侵及颅底硬脑膜及血管和压迫三叉神经引起。

3. 视力、视野障碍　如肿瘤压迫视交叉可出现双颞侧偏盲，晚期肿瘤可使视神经萎缩将造成严重的视力障碍。

4. 其他神经和脑损害的表现　肿瘤压迫垂体柄和下丘脑可出现尿崩症和下丘脑功能障碍；累及第三脑室，可出现颅压增高症状。还可出现精神症状、癫痫及嗅觉障碍，脑脊液漏、鼻出血等；患者突发剧烈头痛，并伴有其他神经系统症状提示垂体卒中。

5. 辅助检查

（1）CT 扫描：CT 检查是目前诊断垂体瘤的主要方法。

（2）磁共振影像（MRI）：磁共振能区别微小的组织差异，对垂体及肿瘤成像好，而对蝶鞍致密骨质不敏感。

（3）内分泌检查：应用内分泌放射免疫超微测量法可以直接测定垂体和下丘脑多种内分泌激素，有助于了解垂体及靶腺功能情况，确定肿瘤的性质、判断疗效及预后。

## 三、治疗原则

1. 手术治疗

（1）经额叶入路：主要适应较大且向鞍上发展的垂体腺瘤。

（2）经颞叶入路：适用于向鞍旁发展的肿瘤。

（3）经蝶骨翼前外侧入路：适用于向鞍旁和海绵窦、视交叉后上方侵入发展的垂体腺瘤。

（4）经蝶入路：适应微腺瘤，禁忌证为鼻部感染、蝶窦炎、鼻中隔手术史。

2. 非手术治疗

（1）放射治疗：适用手术治疗不彻底或可能复发的垂体腺瘤。

（2）药物治疗：PRL 型、GH 型和 ACTH 型腺瘤，常用溴隐亭口服，垂体功能低下及无功能腺瘤采用各种激素替代治疗。

## 四、护理评估

是否出现视力、视野改变，是否有头痛、呕吐、尿崩症、癫痫、下丘脑功能障碍、闭经泌乳或性功能低下，是否有肢端肥大、巨人症及库欣症，以了解肿瘤的类型及脑组织和神经受损的程度。

### 五、护理要点及措施

1. 术前护理

（1）患者有视力视野障碍者，外出活动时应有专人陪伴，防止摔伤，病区内布局合理，物品摆放整齐，无障碍物，协助患者订餐，洗漱，保持地面干燥，清洁、无水迹，防止滑倒。

（2）术前适应性训练：术前3d训练患者用口呼吸，预防感冒，以免鼻腔充血影响手术操作及术后愈合，训练患者在床上排便。

2. 术后护理

（1）体位：全身麻醉未清醒者应取去枕平卧位，头偏一侧，防止患者呕吐误吸引起窒息。麻醉清醒后给予半卧位，抬高床头30°，以利鼻腔、鼻窦渗血及分泌物的流出，减轻脑水肿，降低颅内压。

（2）病情观察：严密观察意识、瞳孔、生命体征变化，及时发现术后血肿、脑水肿给予对症处理。观察患者的视力、视野变化。准确记录24h出入量，定时检测血电解质，及时发现尿崩症和电解质紊乱。

（3）切口护理：鼻腔填塞物一般在24～72h抽除，嘱患者避免剧烈咳嗽，勿打喷嚏，不能擤鼻、挖鼻，以免影响伤口愈合。鼻腔内可用1%呋喃西林液滴鼻，减轻鼻黏膜水肿，防止术后鼻腔粘连。

（4）饮食的护理：术后要加强患者的抵抗力，全身麻醉清醒后8h可给予流质饮食，避免太烫及刺激性饮食。术后1d后给予半流质饮食，加强营养，可给予高蛋白、高热量、高维生素的饮食，保持大便通畅。

（5）口腔护理：由于术后鼻腔堵塞，改变了患者的通气习惯，由用鼻呼吸改为用口呼吸，导致黏膜干燥，口唇干裂，对此可用湿纱布覆盖口腔，并给予患者少量饮水，保持口腔湿润。对口唇干裂的患者可用液状石蜡涂双唇，定时用1∶5 000呋喃西林漱口，以去除口腔异味。

（6）尿崩症的护理：术后密切观察每小时尿量、颜色、比重，并准确记录。尿颜色逐渐变淡，尿比重低于1.005，同时患者伴有口渴，多饮，连续2h尿量超过250ml/h或24h尿量超过4 000ml，提示有多尿和尿崩的可能，应及早通知医师进行处理；每日或隔日查电解质，为治疗提供依据。遵医嘱给抗利尿激素、垂体后叶素、醋酸去氨加压素片等；满足患者对水的需求，保持体液及电解质平衡。

（7）脑脊液鼻漏的护理：一般发生在术后3～7d，表现为鼻腔流出血性液体，在急性期呈血性，恢复期逐渐转为无色透明液体。发现脑脊液鼻漏及时通知医师处理。让患者取头高位或半卧位并卧向患侧，借重力作用使脑组织于撕裂的脑膜处紧密贴附，以利闭合。对脑脊液鼻漏患者还可行腰大池置管引流术，通过引流脑脊液，使漏口处压力降低，促进漏口愈合。保持鼻腔清洁，预防感染；鼻腔严禁堵塞，分泌物任其流出；观察并记录脑脊液外漏量、性质、色，定期做脑脊液培养。遵医嘱按时给予抗生素，保持病房空气新鲜，每日定时通风；限制探视人员，减少外源性感染因素。

### 六、健康教育

（1）告知患者多进食高蛋白富含营养饮食以增强机体抵抗力，促进康复。

（2）经鼻蝶手术患者要特别注意预防感冒，注意口腔及鼻腔黏膜卫生。

（3）告知垂体功能障碍患者应遵医嘱坚持激素替代治疗，切不可随意漏服、更改剂量及间隔时间，不可因症状好转而自行停药。

（4）告知患者如出现原有症状加重或头痛、呕吐、抽搐、肢体麻木、尿崩等异常，应及时就诊。

（5）教会患者记录尿量，出现多饮、多尿时，及时到医院复查。

（6）指导患者定期监测血清电解质情况，术后 3～6 个月到门诊复查。

（唐　芸　魏芳芳）

# 第八节　椎管肿瘤

## 一、概述

椎管内肿瘤（intraspinal tumor）是指生长于脊柱和脊髓相邻组织如神经根、脊膜、血管、脂肪组织及胚胎残余组织等的原发或转移性肿瘤，占中枢神经系统肿瘤的 10%～15%。原发性椎管内肿瘤人群发病率一般为每 10 万人口每年 0.9～2.5 人，也有达 12.9 人的报告。原发性椎管内肿瘤较原发性脑瘤发病率低 3～12 倍。椎管内肿瘤可发生在任何年龄，以 20～40 岁组最多见，儿童约占 19%。在性别发生比例上，男性多于女性，约为 1.6∶1。肿瘤的特点：①根据肿瘤与脊柱水平部位的关系可分为颈段、胸段、腰段及马尾部肿瘤。②按肿瘤的性质与组织学来源可分为良性肿瘤与恶性肿瘤，前者有神经鞘瘤、脊膜瘤、血管瘤、皮样囊肿、表皮样囊肿、脂肪瘤及畸胎瘤等，后者有胶质瘤、侵入瘤及转移性肿瘤。③根据肿瘤与硬脊膜的关系可分为硬脊膜外肿瘤和硬脊膜内肿瘤，后者又分为髓内肿瘤和髓外肿瘤（图 6-5）。

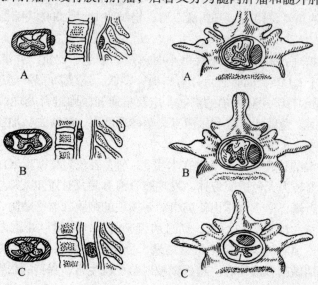

图 6-5　椎管内肿瘤

A. 硬膜外肿瘤；B. 髓外硬膜下肿瘤；C. 髓内肿瘤

## 二、应用解剖特点

脊髓节段分布：成人脊髓平均长 44.5cm。分为颈段、胸段、腰段、马尾段。脊髓共发出 31 对脊髓神经，其中包括颈髓神经 8 对、胸髓神经 12 对、腰髓神经 5 对、骶髓神经 5 对、尾髓神经 1 对（图 6-6）。

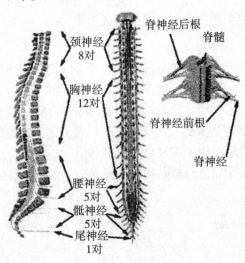

**图 6-6 脊髓神经分布**

脊髓位于坚硬的骨质椎管内，除马尾神经外，脊髓其他部位与椎管之间并无很大空隙，再加上脊髓被相应节段的齿状韧带和神经根所牵连而相对固定，使之向上下左右活动的范围有限，代偿和适应能力受限，一旦外界压迫超过脊髓的代偿能力，脊髓受压症状立即加重（图 6-7）。脊髓的被膜总称脊膜，从外向内依次为硬脊膜、蛛网膜和软脑膜。

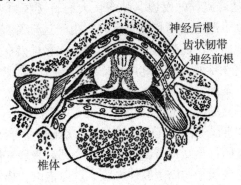

**图 6-7 脊柱横截面**

## 三、病因与发病机制

### （一）肿瘤压迫脊髓

肿瘤对脊髓的压迫是造成一系列病理生理变化的基本原因，脊髓受压后的变化与受压部位、肿瘤性质和生长速度有关。髓内肿瘤有些呈扩张性生长，有些呈浸润性生长，后者对脊髓造成的损害较大。脊髓及神经根受压之初，先是神经根受牵拉、脊髓移位，继而脊髓被压扁、变形直至变性坏死，从而引起该部位的神经功能障碍。

### （二）肿瘤对脊髓血液循环的影响

肿瘤压迫邻近的根动脉和软脊膜的小动脉使之发生狭窄和闭塞，该区脊髓供血不足、缺氧和营养障碍，引起脊髓变性、软化及坏死，此种缺血性坏死范围常越过肿瘤压迫的节段，而静脉受压致血液回流受阻更进一步加重了脊髓的损害。

### （三）肿瘤硬度与脊髓损害

软性肿瘤生长缓慢，脊髓有调整其血液循环的充分时间，对肿瘤造成的压迫也有一定适应性，病理变化有一定程度的可逆性，解除压迫后神经功能可以完全恢复。质硬的肿瘤即使体积很小也易嵌入脊髓内，任何脊柱的活动可使肿瘤摩擦脊髓造成损伤及引起胶质增生，即使解除压迫，神经功能也难完全恢复。从脊髓受压至发生完全性瘫痪的过程越长，截瘫持续的时间越短，解除压迫后脊髓功能的恢复也越快、越完全。反之，生长快的肿瘤，尤其是恶性肿瘤。很容易引起脊髓急性完全性横断损害，要及时手术解除脊髓压迫，即使是 1~2h 的延误也可造成严重后果。

## 四、临床表现与诊断

### （一）临床表现

椎管内肿瘤依据病程发展过程分为 3 个阶段：刺激期—神经根痛，脊髓部分受压期—脊髓半横断综合征和脊髓完全受压期—脊髓横贯性损害。

1. 刺激期　病变早期肿瘤较小时，主要构成对神经根和硬脊膜的刺激，表现为神经根痛或运动障碍。神经根痛常为髓外占位病变的首发定位症状。60%~70% 的肿瘤位于脊髓后方或后侧方，少数位于前方或前侧方，故病变早期神经根易受刺激引发疼痛。

2. 脊髓部分受压期　随着病程的发展，肿瘤长大而直接压迫脊髓，出现脊髓传导束受压症状，表现为受压平面以下肢体运动和感觉障碍。由于运动神经纤维较感觉神经纤维粗，容易受压力的影响而较早地出现功能障碍。由于运动束和感觉束在脊髓内的排列是颈部、上肢、躯干和下肢顺序依次向外排列，所以髓内肿瘤引起的传导束症状是从上向下发展；而髓外肿瘤则相反，是由下向上发展，最后到达肿瘤压迫的节段。一般脊髓部分受压期比刺激期短，往往难与刺激期作出明显的时间分界。

3. 脊髓完全受压期　此期脊髓功能已因肿瘤的长期压迫而导致完全丧失，肉眼虽无脊髓横断表现，但病灶的压迫已传至受损节段横断面的全部，表现有压迫平面以下的运动、感觉和括约肌功能完全丧失。病损平面以下肢体瘫痪、反射消失、痛觉、温觉、触觉缺失或减退，自主神经功能障碍：尿潴留、尿失禁、大便潴留、大便失禁、便秘、皮肤干燥、无汗或大汗等。此期脊髓损害为不可逆性，即解除压迫，脊髓功能也难以恢复。因此，对椎管内肿瘤的早期诊断、早期治疗是至关重要的问题。

### （二）诊断

1. 病史与体格检查　脊髓肿瘤起病缓慢，个别也有起病较急的。要注意首发症状以及病程发展的先后顺序。早期的神经根痛以及起至脚、趾远端的上行性感觉、运动障碍是髓外肿瘤的表现。

2. 肿瘤平面定位　　当脊髓的某节段受到肿瘤压迫性损害时，该节段的定位依据是：①它所支配的区域出现神经根痛，或根性分布的感觉减退或感觉丧失现象。②它所支配的肌肉发生弛缓性瘫痪。③与这一节段有关的反射消失；自主神经功能障碍。

（1）高颈段（$C_{1-4}$）肿瘤：颈、肩或枕部痛。四肢呈不全性痉挛瘫痪，肿瘤平面以下深、浅感觉丧失，大小便障碍。颈 4 肿瘤时，可出现膈神经麻痹，出现呼吸困难或呃逆。

（2）颈膨大部（$C_5 \sim T_1$）肿瘤：双上肢呈松弛性瘫痪（软瘫），双下肢痉挛性瘫痪（硬瘫）、手、臂肌肉萎缩、肱二、三头肌腱反射消失，或眼交感神经麻痹：同侧瞳孔及眼裂缩小，眼睑下垂，眼球轻度凹陷（霍纳综合征）；大、小便障碍。

（3）上胸段（$T_{2-8}$）肿瘤：胸、腹上部神经痛和束带感，双上肢正常，双下肢痉挛性瘫痪，腹壁及提睾反射消失。

（4）下胸段（$T_{9-12}$）肿瘤：下腹部及背部根痛和束带感，双上肢正常，双下肢痉挛性瘫痪。肿瘤平面以下深、浅感觉障碍，中、下腹反射消失，提睾反射消失。

（5）圆锥部肿瘤（$S_{2-4}$）：发病较急，会阴部及大腿部有对称疼痛，便秘及尿潴留，性功能障碍，跟腱反射消失。

（6）马尾部肿瘤（$L_2$ 以下）：先一侧发病，剧烈根痛症状以及会阴部、大腿及小腿背部明显，受累神经支配下的肢体瘫及肌肉萎缩，感觉丧失，膝、跟腱反射消失。大、小便障碍不明显。

3. 椎管 CT 及 MRI 扫描检查　　根据临床症状和体征初步确定肿瘤的脊柱平面后，病变节段 CT 扫描对确定诊断有重要帮助。不但能观察到肿瘤的部位和大小，而且还能见到肿瘤突出椎管外破坏椎间孔的改变。最有诊断意义的为磁共振检查（MRI），MRI 可显示椎管内解剖结构、肿瘤的部位、范围及其与脊髓神经根的关系，有助于定位、诊断及治疗。

## 五、治疗原则

### （一）手术治疗

手术切除是椎管内肿瘤唯一有效的治疗方法，因椎管内良性肿瘤占多数，大多数患者手术切除肿瘤后可痊愈。

### （二）放射治疗

凡属恶性肿瘤在术后均可进行放疗，多能提高治疗效果。放射剂量为 4～5 千伦琴肿瘤量，疗程为 4～5 周。

### （三）化学治疗

胶质细胞瘤用脂溶性烷化剂如卡莫司汀（BCNU）治疗有一定的疗效。转移癌（腺癌、上皮癌）应用环磷酰胺、甲氨蝶呤等。

## 六、常见护理问题

### （一）恐惧

1. 相关因素　　①四肢活动障碍，大小便失禁等。②死亡的威胁，如：高颈段肿瘤、恶性肿瘤等。③害怕手术。

2. 临床表现　　①主诉心神不安、恐慌、疼痛加重。②哭泣、躲避。③失眠、噩梦，拒绝配合治疗和护理。

3. 护理措施

（1）鼓励患者表达并耐心倾听其恐惧的原因，评估其程度。

（2）对待患者态度要和蔼，语言要亲切，体贴患者，使患者感到温暖，增加患者对医护人员的信赖和安全感。

（3）向患者讲述治愈病例或请同类病情的患者现身说法，对于稳定患者的情绪、配合治疗，增强治愈信心有积极作用。

（4）减少和消除引起恐惧的医源性因素，如治疗、护理前耐心解释其目的，指导患者如何配合。

（5）鼓励患者面对现实，树立战胜疾病的信心。

（二）疼痛

1. 相关因素　①脊神经后根或脊髓后角细胞受刺激。②脊髓感觉传导束受刺激；硬脊膜受压。③体位改变牵拉脊髓引起疼痛。

2. 临床表现　①疼痛的首发部位固定且沿神经根分布区域扩散，于躯干呈带状分布、于四肢为线条状分布。疼痛性质多为电灼、针刺、刀切或牵拉感。初期发作为阵发性疼痛，每次持续数秒至数分钟。任何增加胸腹腔内压的动作，如咳嗽、喷嚏和用力大便等，均可使椎管内压力增高而诱发疼痛或使其加剧。发作间歇期可无任何不适，但也可有局部麻木、发痒或灼热感等异常感觉。②夜间痛或平卧痛是椎管内肿瘤较为特殊症状，患者常被迫"坐睡"。此种表现是由于平卧时容易使脊柱自然弯曲度减少，使脊柱纵轴变长，从而使神经根受牵拉而易被肿瘤压迫。③疼痛程度也与肿瘤的位置有关：髓外肿瘤尤其是硬脊膜外肿瘤以及脊髓背侧生长的肿瘤，由于其靠近神经根，疼痛较为多见。硬脊膜外转移癌的疼痛最严重，范围也广。髓内肿瘤的疼痛除与感觉传导束受损有关外，肿瘤可挤压后角间接将脊神经后根压于椎管引起疼痛。

3. 护理措施

（1）与患者亲切交谈，了解疼痛的部位、性质、持续时间及伴随症状以及患者心理状态。仔细观察患者表情及行为，评估其语言性暗示的异常程度。

（2）评估是否存在加重患者痛苦的周围环境因素，如空气、噪声、设备，并设法改善，如空气清新、卧具或坐具舒适、环境清洁、光线柔和。

（3）分散患者注意力，如听收音机、聊天、看书报等，以降低机体对疼痛的感受性。

（4）适当向患者解释引起疼痛的原因，指导患者采取减轻疼痛的方法，如肢体疼痛者，可按摩患肢，协助患者采取舒适体位。

（5）应用长海痛尺疼痛评分，评估疼痛的程度，遵医嘱合理使用止痛药，并观察药物治疗效果。

（三）脊髓功能障碍

1. 相关因素　①肿瘤平面以下及其神经受压。②手术创伤。

2. 临床表现　①运动障碍：在肿瘤的平面，由于神经前根或脊髓前角受压而表现为支配区肌群下运动神经元瘫痪（松弛性瘫痪）及反射减弱或消失。在肿瘤压迫平面以下，由于椎体束向下传导受阻而表现为上运动神经元瘫痪（痉挛性瘫痪）及反射亢进。圆锥和马尾部肿瘤因只压迫神经根，故只表现为下运动神经元瘫痪。②感觉障碍：当感觉纤维受压而功能尚存时，主要表现为感觉不良和感觉错误，前者有麻木、束带或蚁行感等，后者有将冷误为热、抚摩误为刺痛等。当感觉纤维的功能完全被破坏后则产生感觉丧失。③呼吸费力、浅快：见于胸段以上肿瘤。④膀胱直肠功能障碍：膀胱反射中枢位于腰骶节脊髓内，故腰脊髓节段以上肿瘤压迫脊髓时，膀胱反射中枢仍存在，当膀胱充盈时可产生反射性排尿（自动性膀胱），腰骶节段肿瘤使反射中枢受损，从而失去排尿反射产生尿潴留，但当膀胱过度充盈后可产生尿失禁（自律性膀胱）。腰节以上脊髓受压时产生便秘，腰节以下脊髓受压产生大便失禁。⑤自主神经功能障碍：皮肤干燥，无汗或大汗淋漓。

3. 护理措施

（1）完善术前准备，尽早手术，如患者在短时间内发生肢体活动障碍，应急诊手术，去除病因，可使肢体早期恢复。如遵医嘱皮试、备皮、备血等。密切观察呼吸、肢体活动情况，出现异常，及时报告医师。

（2）颈胸段肿瘤患者，床旁备呼吸机及气管切开包。

（3）搬运患者时需3~4人，动作要一致。保持脊柱水平位，头、颈、躯干在同一水平面，不可扭曲，术后卧硬板床。颈椎手术的患者应颈部制动，保持颈部功能位。

（4）观察感觉障碍平面及肢体活动情况，术后注意观察患者浅感觉。尤其是痛觉的改变，并与术前的感觉、运动相比较。若感觉障碍平面上升标志脊髓功能进一步受损，提示有脊髓水肿或血肿形成，立即报告医生，同时做好术前准备，以备再次手术。为此，应耐心地跟患者及家属解释其原因。只要术前症状不严重，手术又遵循了显微手术的原则，术后效果较好，甚至术后症状稍有加重，半年之内几乎都可恢复。使患者及家属树立信心，配合术后治疗护理。

（5）遵医嘱吸氧，密切观察生命体征变化，并详细记录。

（6）翻身每2h一次，翻身时呈"卷席样"，使头、颈、躯干在同一直线上，防止脊髓扭转受压。

（7）鼓励进食含纤维素丰富的食物。

（8）尿潴留留置导尿管者，保持尿管通畅，每4h放尿1次，以训练膀胱功能。

（9）保持大便通畅。

（10）保持肢体功能位置，预防关节畸形，协助肢体康复训练。

（11）由于手术后自主神经功能紊乱，四肢及躯干无汗液分泌，高热时皮肤散热不佳，要做好降温措施，四肢感觉异常需不断更换体位。严格掌握热水袋、冰袋使用指征，防止烫伤、冻伤。

（12）密切观察并记录肌力恢复情况。肌力测定标准：0级，肌肉完全不能收缩；1级，可见肌肉收缩，但无肢体定动；2级，能沿床面移动，但不能抵抗地心吸力；3级，在对抗地心吸力的方向能做随意运动；4级，在一定外周阻力下能做随意运动，力弱；5级，能抗拒外周阻力、正常肌力。

（四）呼吸形态改变

1. 相关因素　①高颈段肿瘤手术后可出现两侧膈肌麻痹、咳嗽无力加上麻醉剂的刺激，分泌物多不易咳出，而引起呼吸困难。②颈$_4$以上脊髓肿瘤患者腰穿后可至脊髓急性受压，出现呼吸麻痹。

2. 临床表现　①呼吸费力，胸式或腹式呼吸减弱或消失。②呼吸节律不齐，呼吸浅快、浅慢。③意识继发性改变，大汗，面色苍白或发绀。④呼吸机辅助呼吸，气管切开。⑤血气分析示：$PaO_2 < 80mmHg$、$PaCO_2 > 45mmHg$。

3. 护理措施

（1）高位颈段脊髓肿瘤手术患者常常伴有呼吸功能受损或呼吸肌麻痹。护士要密切观察患者呼吸道是否通畅和呼吸频率的变化。如呼吸每分钟少于 10 次，可行气管插管或气管切开呼吸机辅助呼吸。床边常规备气管切开包（或气管插管）、吸引器、氧气、人工呼吸机等抢救器械和药品，以备急救用。指导并鼓励患者有意识的深呼吸，保持呼吸次数 12/min，防止呼吸停止。密切观察患者面色、四肢末梢及口唇有无缺氧的症状，呼吸形态每小时监测 1 次 $SaO_2$，出现异常，及时报告医师。

（2）遵医嘱吸氧，保持呼吸道通畅。增加有效呼吸、减轻脑组织的缺氧。

（3）对颈 4 以上脊髓肿瘤患者慎做腰穿，并注意呼吸情况。

（4）鼓励患者咳嗽排痰，气管切开患者及时清除呼吸道分泌物。

（五）便秘

1. 相关因素　①脊髓肿瘤术后由于自主神经功能紊乱，胃肠道蠕动减少，腹胀、便秘极常见。②卧床、进食不合理。③不适应床上排便。

2. 临床表现　①连续 3d 以上未排便。②排便费力、疼痛、大汗，大便干、硬。③左下腹部触及包块。

3. 护理措施

（1）合理进食，增加纤维素、水果摄入，补充足够水分。

（2）指导并教会患者顺肠蠕动方向按摩腹部。

（3）指导患者在病情允许时活动肢体，做收腹活动。

（4）督促患者养成定时排便的习惯。

（5）为患者创造排便环境：鼓励患者床上排便，并用屏风遮挡；开窗通风、换气；协助进行肛周清洁。

（6）必要时用润滑剂、缓泻剂、灌肠或抠除大便结石方法解除便秘。

（六）瘫痪

1. 相关因素　脊髓损伤。

2. 临床表现　损伤平面以下感觉、运动障碍，被动体位。

3. 护理措施

（1）预防压疮发生：轴线翻身 2h 一次，并按摩受压部位，保持床单清洁干燥。

（2）保持大小便通畅。

（3）鼓励和指导患者最大限度地自理部分生活，如穿、脱衣服、洗脸吃饭、使用便器和轮椅。

（4）指导功能锻炼，减轻瘫痪程度：肢体上举、屈伸运动；正确使用辅助运动器材：拐杖；鼓励诱导患者主动训练的积极性。

（5）行高压氧治疗的患者，指导其注意事项，如不穿化纤衣服入舱，防止感冒。

（七）潜在并发症——感染

1. 相关因素　①腰骶部肿瘤术后伤口污染，如大小便失禁。②气管切开。③留置导尿管、引流管。

2. 临床表现　①局部红肿、渗液，迁延不愈。②呼吸道分泌物增加，肺部有干湿啰音，呼吸困难。③引流液增加且性状浑浊。④尿液浑浊。⑤体温升高＞37.5℃。

3. 护理措施

（1）充分术前准备：术前晚、术晨分别灌肠 1 次，以防止术中排便污染术区。

（2）腰骶部手术患者，术后 3d 内给予流质饮食，以减少术后大便污染的机会。

（3）保持伤口敷料干燥：大小便污染、渗湿后及时更换。圆锥、尾骶部肿瘤由于手术切口近肛门、会阴部、尿失禁的女患者极易污染伤口，因此将敷料外面用塑料薄膜盖住，另外排尿时采用俯卧位不让尿液弄湿敷料，如敷料污染要及时更换。

（4）保持呼吸道通畅：及时清除呼吸道分泌物，协助翻身、叩背、排痰。

（5）预防尿路感染：因为脊髓手术后排尿困难将有一个阶段，做好导管护理、防止并发症尤为重要。保持外阴及导尿管的清洁。定时夹、放导尿管，锻炼膀胱括约肌的收缩功能。鼓励患者多饮水以排除尿中尿酸盐类结晶物。自觉有排尿感觉要考虑拔管，但先要测量残余尿，若残余尿多于 50ml 时，仍需插尿管。

（八）预感性悲哀

1. 相关因素　①便秘、尿潴留、尿失禁。②肢体瘫痪。③生活方式改变：卧床、轮椅等。

2. 临床表现　①悲伤、流泪、叹气、自责和责备他人，易怒，甚至有自伤或伤人行为。②丧失生活信心，不配合治疗护理。③生活方式改变。

3. 护理措施

（1）术前反复讲述手术的必要性、术后可能出现的后遗症，使患者理解并有心理准备。

（2）鼓励患者正视现实，配合康复训练，以减轻后遗症。

（3）教会患者适应生活方式的变化。学会使用轮椅、拐杖；参与健康有益的活动，如残疾人联谊活动。

（4）指导家属关心患者出院后的生活，使患者享受人生的乐趣。

## 七、康复与健康教育

脊髓肿瘤切除是一种较复杂的手术，手术可能对呼吸中枢、肢体运动、感觉带来一定影响，患者术后出现暂时或永久的肢体运动和感觉功能障碍，需要进行长时间、正确有效的锻炼。因此帮助指导患者进行早期康复运动，对于功能恢复、自我形象重建具有十分重要的作用。

（一）心理指导

脊髓功能恢复是一个缓慢的过程，部分患者常常会因效果不明显而失去耐心，在情绪上常有伤感、易激动的表现。因此医护人员要进行心理治疗和心理护理：告诉患者脊髓恢复的程序，增强患者的自信心，积极主动参与康复目标制定的全过程。告知患者只有他们的配合才能使康复取得最佳效果。

瘫痪患者一般都要经过痛苦期、达观期、悲观期或奋发期。

（1）痛苦期：患者突然由健康变为瘫痪，预想不到，也不知何故，不知所措，心理打击沉重，悲痛万分。表现为激动，痛哭，不思茶饭，甚或有轻生的念头；情感脆弱，激惹性高；有的受挫折后，有攻击对抗行为，如拒绝治疗护理、拒绝见人、破坏物品等。

心理干预措有：①对患者行为（除外危险与破坏性行为）要理解迁让。此期过多的安慰鼓励，过多的体贴关怀，会反遭患者拒绝与反感。绝不能强行制止患者感情的自然发展，先任其发泄与表现，然后适时适度地劝说与安慰。②关照患者生活是此期的首要任务。患者的痛苦固然首先是在精神上，但随之而来的是肉体上的痛苦以及随后的肉体—精神交错的痛苦，如排泄、沐浴、性生活等痛苦。护士要从帮助患者日常生活的困难着手，来表示关怀与体贴，并给患者心理上的启迪，解除或减轻其精神痛苦。给患者安排舒适与安全的体位。病房要温暖，被褥要保暖，避免患者受凉。对具有一定文化素养的患者，提供文学艺术作品的阅读与欣赏。聆听音乐，观赏电影电视，也会给患者一种精神寄托，以减轻痛苦。③动员患者的亲友来做安抚工作。应选择患者最信赖且对患者最具影响作用的人来陪伴。陪护者要同医护人员步调一致，谈吐病情与预后要提法一致，说话应慎重，不具有暗示性。主要从细节的照顾上来体现同情、爱护与鼓励。

（2）达观期：经过一阶段后，患者也晓得瘫痪已成定局，残疾在所难免，对疾病已有了一定认识。对个人的一切安排也已有所准备与打算，生活上也逐渐有所适应。心理上也有了消极的适应，认为是好是坏皆如此，无可奈何。表现情感较为淡漠、消沉，强压内心苦痛，时而高兴，时而不乐；意志较为薄弱，遇事欲做不能；易受暗示性，久病乱求医。

心理干预措施有：①护士应加强"暗示"的心理引导。此期患者的基本心理活动仍是消极的，只是作了某些掩饰，有很大的可塑性，或可向积极转化，也可一直为消极。因此，通过暗示来引导心理状况的转化是重要的。有计划地同患者谈话，接受他们的要求，理解他们的苦衷，引导他们的发泄，了解他们的困难，借助语言的直接暗示来解除其思想苦闷，安抚其思想痛创；有步骤地安排患者的户外活动，接触大自然的阳光、新鲜空气、花草树木，以转移其注意，舒畅其胸怀，激励其对生活的向往。②有意识提供有积极意义的文艺作品给患者阅读，从美的形象中得以启发，从英雄形象中求得学习的目标；有组织地解决好患者与周围人之间的关系。消除某种歧视与情感的疏远，解决朋友之间的矛盾，消除夫妻之间的误解与隔阂，动员其亲友给予他热情与温暖，通过组织给予解决某些经济困难与家庭纠纷，这些都是促进心理积极转化所不可少的。加强基础护理与康复功能的锻炼，也是很重要的。如按摩、床上的被动运动、适当的下床活动锻炼等，都能体现医护人员的关怀，促进其向积极方面转化。

（3）悲观期或奋发期：达观期的转化所向取决于患者康复情况、文化教养、意志特征、人际关系与医护人员的态度等诸因素。

悲观期：表现自悲、自卑、焦虑、神经质、甚至产生轻生自杀的念头。护士对这类患者要特别注意，一方面要经常激励与安慰，促进其心理转化，另一方面要严密观察，防止意外事故发生。护士不应歧视患者，也不宜严厉地斥责患者，帮助教育患者正确对待残废、生死等措施要寓于心理护理之中。应更多地考虑其心理变态，在护理工作中表现出粗疏与简单是错误的。

奋发期：表现有坚定顽强的信念，有强烈的生活欲望，有战胜残废的信心，不仅能积极地适应残废生活，而且以不拔的毅力贡献于社会（如写作、翻译、绘画、医疗等）。护士对这类患者主要应从照料其生活与帮助解决困难着手。

护士做好心理护理的措施是在生物护理的基础上完成的，其目的不但是照料躯体使之舒适，更重要的是唤醒心灵使之奋发。患者心理活动是会反复的，在积极主流的前提下，患者会触景生情，触发其苦衷，重又产生悲观之念，因此，护士在言行中要小心谨慎，要细致观察，防微杜渐，做好心理保护。

（二）饮食指导

营养是机体生长、组织修复和维持正常生理功能的物质基础，是患者康复不可缺少的条件。形成良好的饮食习惯，多进高蛋白、高维生素、高纤维素易消化食物，避免辛辣饮食，这将对功能的恢复和避免并发症的发生都有积极的意义。

（三）功能锻炼

1. 颈段椎管内肿瘤术后　由于椎板切除破坏了脊柱稳定性，因此术后应卧硬板床，6h内平卧以压迫切口减少出血，6h后协助轴线翻身，颈部术后患者肩下垫薄枕使颈部稍向后伸，颈部制动时两侧予以沙袋固定。4周内绝对卧床休息，4周后可予颈围固定后进行功能锻炼。对于瘫痪患者，将肢体放置功能位，做瘫痪肢体的被动活动及肌肉按摩，2～3/d，每次30～60min，防止关节僵硬、肌肉萎缩和下肢静脉血栓形成。运动应从轻到重，切忌粗暴。上肢锻炼包括屈、伸、展等活动（图6-8），下肢可做直腿抬高训练，距小腿关节的背伸和跖屈等运动。患者长期卧床，一旦直立或坐起时会出现直立性低血压，因此练习应从仰卧→半卧→床上坐起→双腿下垂→直立行走进行。

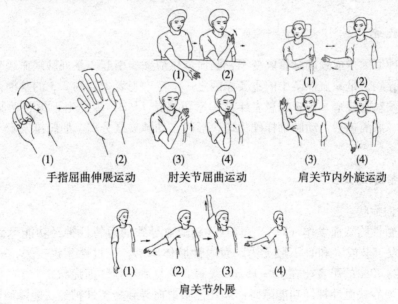

(1)　(2)　(3)　(4)
手指屈曲伸展运动　肘关节屈曲运动　肩关节内外旋运动

(1)　(2)　(3)　(4)
肩关节外展

**图6-8　上肢功能锻炼**

2. 胸腰段椎管内肿瘤术后　6h内去枕平卧头偏向一侧，以压迫切口减少出血，6h后协助患者轴线翻身，整个躯体同时转动，避免脊柱扭曲，防止引发或加重脊髓损伤。术后次日，指导并协助患者双下肢直腿抬高，以防神经根粘连（图6-9）；术后10～14d拆线后，指导患者进行腰背肌锻炼，以提高腰背肌力，增强脊柱的稳定性；术后3～4周根据患者个人体质及病情恢复情况佩戴腰围下床行走，嘱患者出院后不做左右过度扭曲动作，少取坐位，减少胸腰椎间盘承受的压力，半年内避免腰部负重及过度弯腰，禁止剧烈活动及从事重体力劳动。

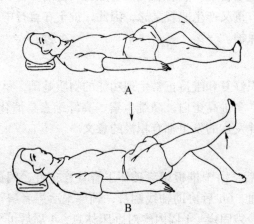

图 6 - 9　下肢伸展位时上抬

（吴先迪）

# 第九节　颈动脉狭窄

## 一、概述

由于各种原因造成颈动脉管腔变窄，脑血液供应减少引起一系列脑缺血表现称为颈动脉狭窄。颈动脉狭窄是缺血性卒中的重要原因之一，卒中患者中，约 2/3 的脑梗死与颈部动脉狭窄有关，颈动脉狭窄 >70% 的患者年卒中率可高达 13%，多发生于颈总动脉分叉和颈内动脉起始段。病因包括：动脉粥样硬化斑块形成、动脉夹层分离、肌纤维发育不良、大动脉炎、放疗等。

## 二、临床表现

1. 脑缺血症状

（1）短暂性脑缺血发作（TIA）：局灶性脑缺血导致的短暂性神经功能障碍，临床表现为头晕、突发上肢或（和）下肢无力、暂时性肢体麻木、一过性意识丧失，一般在 24h 内能够恢复。约 70% 的患者能在 10～15min 缓解，恢复后不留任何症状。

（2）可逆性缺血性神经功能障碍：局灶性脑缺血导致短暂性神经功能障碍超过 24h，可在数日至 3 周恢复。

（3）脑梗死：局灶性脑缺血引起脑组织缺血性坏死，导致不可逆的神经功能障碍，如偏瘫、偏身感觉障碍和失语等。

2. 体征　体检时可发现颈动脉血管杂音。

3. 辅助检查

（1）颈部血管超声：彩色多普勒超声是一种可重复且安全无创的检查方法，简单易行，检查成本低，不仅可观察到血流动力学的改变，而且可对血管管壁、管腔直径、狭窄程度及管腔内是否有斑块等进行综合分析，常用于颈动脉狭窄的筛查。

（2）CT血管成像（CTA）：可从不同角度、方向、层面显示血管狭窄程度和部位，可直接清楚的显示血管壁钙化及软斑块，并可对不稳定性斑块做出初步评价。

（3）磁共振血管成像（MRA）：非损伤性的检查方法，高分辨MRA不仅可显示血管狭窄程度，而且可显示斑块的形态、溃疡、出血、钙化、脂质、纤维组织，但有可能过高估计管腔狭窄的程度。

（4）全脑血管数字减影血管造影（DSA）：是目前诊断颈动脉狭窄的最准确方法，能显示动脉内径，内膜是否光滑，斑块的形态及长度，是否有溃疡血栓，并能判断颈动脉分叉的位置，动脉粥样硬化的程度，同侧半球侧支循环程度及其他颅内血流动力学指标。但由于它是一种有创检查，并存在着1%的诱发卒中的危险性，因而其使用受到限制。

### 三、治疗原则

1. 药物治疗　抗血小板聚集药物降低血栓形成的风险，他汀类降脂药减慢粥样硬化斑块形成的速度，适合于没有手术指征的颈动脉粥样硬化狭窄患者以及围术期患者。

2. 颈动脉内膜剥脱术　是经典的外科手术方式，国内外广泛开展，手术效果肯定，堪称治疗颈动脉狭窄的"金标准"。沿胸锁乳突肌前缘做纵向皮肤切口，暴露颈动脉，在阻断颈外动脉、颈内动脉和颈总动脉后，切开颈内动脉、颈总动脉，剥离其内的粥样斑块，然后缝合颈动脉，解除阻断，恢复颈动脉血流。如果在阻断血流后脑电图、体感诱发电位显示有脑缺血，可用分流管做颈动脉分流措施保持脑部有连续血流。

3. 颈动脉支架置入术　创伤小、恢复快，是近年来广泛开展的微创治疗方法。采用狭窄段颈动脉内置入支架的方法恢复颈动脉血流。但开展时间相对较短，手术效果有待大规模临床试验进一步评价。

### 四、护理评估

详细了解患者年龄、病史、既往史、自理能力、TIA发作史及生活习惯，了解有无伴有高血压、冠心病、糖尿病、脑梗死等疾病及相关术前检查结果。了解患者心电图、心脏功能，评估患者心脑功能。

### 五、护理要点及措施

1. 病情观察　术前每天观察患者TIA发作情况，有无频繁发作或卒中发生，观察患者的意识、瞳孔的改变，观察患者有无头痛、呕吐、失语、偏瘫等表现。术后给予持续低流量吸氧，严格控制血压在（14.7～17.3）／（8.0～10.7）kPa，心率控制60～80/min。因为本手术可能会影响颈动脉压力感受器及迷走神经，患者血压、心率可能高或低，术后24～48h血压常有波动，是神经系统并发症的好发时间。血压过高易引起脑过度灌注综合征甚至脑出血，血压偏低可造成脑灌注过低，导致脑缺血甚至脑梗死。严密观察患者有无失语，注意有无肢体活动障碍，特别是对侧肢体有无偏瘫，观察同侧视力、视野，判断有无视力障碍，定时检查眼底功能，及时发现不良先兆。

2. 切口护理　术后均放置皮下引流管，应保持引流管通畅，定时挤管，观察引流液的量、颜色、性状，如24h引流量＜50ml，则可拔管；手术切口应用冰袋和沙袋加压制动，冰袋一般放置 8h，沙袋一般放置 24h；注意患者颈部有无肿胀，敷料有无渗血，患者打喷嚏或咳嗽时应协助患者按压颈部，防止压力过高诱发出血。

3. 抗凝护理　有效的抗凝治疗可防止血栓形成，对防止颈动脉闭塞和脑梗死非常重要。术后 6h 常规应用抗血栓形成药物肝素 2 500U 静脉注射，每 6h 一次，共 4 次，术后第 2 天开始口服肠溶阿司匹林 100mg/d，用药期间应密切观察患者牙龈、穿刺点、切口等部位有无出血倾向，皮肤黏膜有无出血点，定时检测患者出、凝血时间及血气分析，注射及拔针后延长压迫时间，以免出血。同时，观察有无颅内出血征象如头痛、呕吐及意识、瞳孔的改变。

4. 并发症的观察与护理

（1）高灌注综合征：颈动脉狭窄患者颅内长期处于缺血状态，术后血流通道突然打通，致使血流加速，血流量增加可超过 100% 以上，多数患者可出现额部头痛。坐位时受重力影响，脑血流量会减少，当患者坐位时头痛减轻，头痛可能是继发于血流增加，反之，坐位时头痛严重，提示可能有脑动脉或颈动脉再闭塞，如果头痛进行性加重，伴有颅内压增高表现，要排除脑出血所形成的颅内血肿。观察头痛的性质、部位、程度以及与体位的关系，注意意识及瞳孔变化，及时发现颅高压症状。

（2）颈动脉窦反应：颈动脉严重狭窄引起术后颅内出血可能与颅外狭窄病变突然去除后颅内灌流量迅速增加，毛细血管床被破坏有关，也可能由于颈动脉窦压力感受器反射的消失，致使术中血压波动，术后突发严重的高血压，升高的血压更增加了颅内的灌注，从而出现头痛、反射性的呕吐等颅内压增高症状，最终导致颅内出血。因而术前应高度重视控制血压，特别是对于颈动脉严重狭窄同时伴有高血压的患者，术后严密监测，维持血压的稳定，以防发生颅内出血，收缩压维持在 100～120mmHg，遵医嘱严格控制血压，术中术后收缩压控制在 100～120mmHg 在一定程度上可避免脑高灌注的发生。

（3）切口血肿：由于术中肝素化，术后抗凝治疗，血液处于持续低凝状态，切口易出血及形成皮下血肿。术后伤口局部压沙袋 24～48h，术后 24h 内密切观察引流量及患者状况，嘱患者不能用力咳嗽、打喷嚏，以免增加颈部的压力而诱发出血。伤口局部疼痛、吞咽困难，是血肿发生的早期标志，应及时处理。如果血肿发生，可导致疼痛、气管移位和气道受阻致呼吸困难，较大或急剧增大的血肿需行血肿清除术，必要时行气管切开。

## 六、健康教育

（1）患者术后需长期口服阿司匹林，告知患者定期复查血常规和凝血酶原时间，并经常观察有无牙龈出血和鼻出血，以及时调整用药剂量。

（2）对于伴有高血压、糖尿病、冠心病患者，应告知每位患者的血压、血糖范围及降压药、降糖药物的名称、用量、使用时间、使用方法及高血压、高血脂、糖尿病的合理饮食。

（3）指导患者进低盐、低脂、清淡饮食，向患者交代饮食的有关知识，使其理解饮食在治疗中的作用，告知患者适度活动，经常进行锻炼，避免劳累。让患者了解饮食在治疗中的作用，如不饱和脂肪酸与血小板的功能有关，可降低血黏稠度，降低血胆固醇和三酰甘油的含量，防止血栓形成等。

（4）鼓励戒烟。烟中尼古丁和烟碱可引起血管痉挛，加重脑缺血，且可使 co 进入血液减少循环氧，促进血小板聚集，增加血黏度。因此，应鼓励患者戒烟。

（5）教会患者肢体、语言等康复训练方法，要循序渐进，由简到难，坚持训练。

（6）嘱患者术后1个月、1年、3年各复查彩色多普勒1次，发现异常及时就诊。

（张雪霜　胡张动）

# 第十节　出血性脑血管疾病

## 一、脑出血

脑出血（cerebral hemorrhage）是指脑实质内的血管破裂引起大块性出血。外伤性和非外伤性因素均可引起脑血管破裂。约80%以上由高血压性脑内细小动脉病变引起，故也称为高血压动脉硬化性脑出血或高血压性脑出血，占各类脑血管病的20%~30%，是病死率最高的脑血管病类型。

（一）常见病因及发病机制

1. 常见病因　高血压和动脉硬化是脑出血的主要因素，还可由先天性脑动脉瘤、脑血管畸形、脑瘤、血液病、感染、药物（如抗凝及溶栓剂等）、外伤及中毒等所致。

2. 发病机理　①脑内小动脉的病变：表现脑内小动脉分叉处或其附近中层退变、平滑肌细胞不规则性萎缩以至消失，与长期高血压有直接关系。②微小动脉瘤：好发于大脑半球深部（如壳核、丘脑、尾状核）其次为脑皮质及皮质下白质中。

（二）临床表现

1. 全脑症状

（1）意识障碍：轻者躁动不安、意识模糊不清，严重者多在半小时内进入昏迷状态，眼球固定于正中位，面色潮红或苍白，大汗尿失禁或尿潴留等。

（2）头痛与呕吐：神志清或轻度意识障碍者可述头痛，呕吐多见，多为喷射性，呕吐物为胃内容物，多数为咖啡色。

（3）去大脑性强直与抽搐：如出血量大，破入脑室和影响脑干上部功能时，可出现阵发性去皮质性强直发作（两上肢屈曲、两下肢伸直性，持续几秒钟或几分钟不等）或去脑强直性发作（四肢伸直性强直）。少数患者可出现全身性或部分性痉挛性癫痫发作。

（4）呼吸与血压：患者一般呼吸较快，病情重者呼吸深而慢，病情恶化时转为快而不规则，或呈潮式呼吸，叹息样呼吸，双吸气等。血压突然升高，可达200/120mmHg（26.7/16kPa）及以上。血压高低不稳和逐渐下降是循环中枢功能衰竭征象。

（5）体温：出血后即刻出现高热，是丘脑下部体温调节中枢受损害征象；还可出现感染热、吸收热。

（6）瞳孔：早期双侧瞳孔可时大时小，若病灶侧瞳也散大，对光反应迟钝或消失，是小脑幕切迹疝形成的征象；若双侧瞳孔均逐渐散大，对光反应消失，是双侧小脑幕切迹全疝或深昏迷的征象；若两侧瞳孔缩小或呈针尖样，提示脑桥出血。

2. 局限性神经症状　与出血的部位、出血量和出血灶的多少有关。

（1）大脑基底区出血：病灶对侧出现不同程度的偏瘫、偏身感觉障碍和偏盲，双眼球常偏向病灶侧。主侧大脑半球出血者可有失语、失用等症状。

· 129 ·

（2）脑叶性出血：大脑半球皮质下白质内出血。多为病灶对侧单瘫或轻偏瘫，或为局部肢体抽搐和感觉障碍。

（3）脑室出血：多数昏迷较深，常伴强直性抽搐。

（4）脑桥出血：常见出血侧周围性面瘫和对侧肢体瘫痪。若出血波及两侧时出现双侧周围性面瘫和四肢瘫。两侧瞳孔可呈针尖样，两眼球向病灶对侧偏视。体温升高。

（5）小脑出血：可表现为眩晕、视物不清、恶心呕吐、行走不稳、共济失调等。

（三）辅助检查

1. CT　是确诊脑出血的首选检查，发病后即可显示新鲜血肿，为圆形或卵圆形均匀高密度区。

2. MRI　对脑干出血优于 CT，可区别陈旧性脑出血和脑梗死，MRI 较 CT 更易发现血管畸形、血管瘤及肿瘤等出血原因。

3. 数字减影脑血管造影（DSA）　脑血管畸形，血压正常的年轻患者应考虑以查明病因，预防复发。

4. 脑脊液检查　颅内压力多数增高，并呈血性，但约 25% 的局限性脑出血脑脊液外观也可正常。高血压病史患者，情绪激动或体力活动时突然发病，具有典型的全脑症状或和局限性神经体征。脑脊液压力增高，多数为血性。

（四）治疗原则

颅高压、脑疝是脑出血急性期的主要死亡原因，因此，控制脑水肿、颅高压是降低病死率的关键，恢复期注意积极康复，预防并发症。

1. 安静卧床　对烦躁不安者或癫痫者，应用镇静、止痉和镇痛药。

2. 降颅内压　20% 甘露醇或甘油果糖 250ml；利尿药；激素。

3. 调整血压　血压维持在 150 ~ 160/90 ~ 100mmHg（20.0 ~ 21.3/12.0 ~ 13.3kPa）为宜。

4. 控制体温　头部降温，用冰帽或冰水以降低脑部温度，降低颅内新陈代谢，有利于减轻脑水肿及颅内高压。

5. 保持水、电解质及酸碱平衡。

6. 防治并发症　肺部感染、压疮、尿路感染、消化道出血等。

7. 手术治疗　开颅血肿清除术、钻颅穿刺吸除术、脑室引流术等。

8. 功能锻炼　生活自理能力的锻炼，以逐步恢复生活能力及劳动能力。

9. 药物治疗　可选用促进神经代谢的药物，如吡拉西坦（脑复康）等。

10. 辅助治疗　可选用理疗、针灸等。

（五）护理

1. 评估

（1）评估健康史：流行病学调查显示，中国居民中脑出血的发生率大大高于欧美人；来自社区居民的研究资料显示，脑出血的发生频率平均为 30% ~ 40%。

（2）身心状况：脑出血多发生在 50 岁以上，血压控制不良的高血压患者。常在体力活动或情绪激动时突然发病。

2. 护理要点及措施

（1）提供安静、舒适的环境，急性期应绝对卧床休息 4 ~ 6 周。

（2）抬高床头 15°～30°，促进脑部血液回流，减轻脑水肿。特别是发病 2 周内，应尽量减少探视，避免各种不良情绪影响。意识障碍、躁动及并发精神症状者加护栏、适当约束，必要时给予少量镇静药。

（3）严密观察生命体征、头痛、瞳孔、意识等变化。出血头痛加剧、意识改变、瞳孔变化、脉搏减慢甚至呕吐，立即报告医师，进行脱水、降颅压处理，防止脑疝发生。观察发热的类型及原因，高热时按高热护理常规执行。

（4）保持呼吸道的通畅，加强叩背、吸痰。预防肺部感染。舌后坠明显者给予留置口咽通气管，可取侧卧位或平卧位头偏向一侧，以防止呕吐物误吸入气道，准备负压吸引器，痰多时应随时吸痰以免发生窒息，必要时给予氧气雾化吸入。

（5）急性期给予低脂、高蛋白质、高维生素、高热量饮食。限制钠盐摄入（每日少于3g），钠盐过多潴留会加重脑水肿。

（6）意识障碍者应留置胃管。鼻饲前协助翻身、叩背，清理呼吸道分泌物，抬高床头15°～30°，进食后 30min，减少对于患者的刺激与翻动，预防食物反流。

（7）保持排便通畅，增加膳食纤维的摄入。便秘者使用缓泻剂，必要时用开塞露通便，切忌大便时用力过度和憋气，导致再次发生脑出血。

（8）密切观察药物疗效。使用脱水药物时，防止药物外渗。

（9）准确记录 24h 出入量。

（10）保持床单位干燥整洁，预防压疮。

（11）保持瘫痪肢体功能位置。

（12）康复护理。

3. 健康教育

（1）避免情绪激动，保持心情舒畅。

（2）监测血压。按时服用调整血压的药物。

（3）饮食清淡，多吃含水分含纤维素的食物，多食蔬菜、水果，忌烟酒及辛辣等刺激性强的食物。

（4）生活规律，养成定时排便的习惯，切忌大便时用力过度和憋气。

（5）适当运动，注意劳逸结合。

（6）康复训练循序渐进，持之以恒，训练过程中防止跌倒。

## 二、蛛网膜下腔出血

蛛网膜下腔出血（subarachnoid hemorrhage，SAH）是脑表面、颅底部血管破裂后，血液流入蛛网膜下腔引起相应临床症状，又称为原发性蛛网膜下腔出血。脑实质出血、脑室出血、硬膜外或硬膜下血管破裂，破入蛛网膜下腔称为继发性蛛网膜下腔出血。

（一）常见病因及发病机制

1. 常见病因

（1）颅内动脉瘤、动静脉畸形、高血压动脉硬化症、脑底异常血管网（moya－moya病）和血液病等为最常见。

（2）危险因素：动脉瘤破裂危险因素包括高血压、吸烟、过量饮酒、动脉瘤体大，在情绪激动或过度用力时发病。

2. 发病机制 动脉瘤可能由动脉壁先天性肌层缺陷或内弹力层变性或两者的联合作用所致。一部分患者有家族史。随着年龄增长，动脉壁弹性减弱，薄弱处管壁在血流冲击等因数影响下向外突出形成囊状动脉瘤。多见于颅底 Willis 环部位。病变血管可自发破裂或在激动、用力等诱因下破裂。

（二）临床表现

1. 剧烈头痛与呕吐 突发头部剧烈胀痛或炸裂样痛，位于前额、枕部或全头部，难以忍受，常伴恶心、喷射状呕吐。

2. 意识障碍和精神症状 多数患者无意识障碍，但可有烦躁不安。危重者可有谵妄，不同程度的意识不清及至昏迷，少数可出现癫痫发作和精神症状。

3. 脑膜刺激征 表现为颈项强直、Kernig 征和 Brudzinski 征阳性。

4. 其他临床症状 如低热、腰背腿痛等。亦可见轻偏瘫、视力障碍，第Ⅲ、Ⅴ、Ⅵ、Ⅶ对脑神经麻痹，视网膜片状出血和视盘水肿等。此外还可并发上消化道出血和呼吸道感染等。

（三）辅助检查

1. 头颅 CT 是诊断蛛网膜下腔出血的首选检查方法。

2. 头颅 MRI 在病后 1～2 周作为诊断的重要方法。

3. 脑脊液检查 腰穿颅内压多增高，脑脊液为均匀血性是诊断该病的主要依据。

4. 脑血管造影 可明确动脉瘤或动静脉畸形的部位和供血动脉。

5. 经颅超声多普勒（TCD）检查 了解颅内动脉血流状况。

（四）治疗原则

防治再出血、脑血管痉挛、脑积水等并发症。

（1）绝对卧床休息 4～6 周，床头抬高 15°～20°，病房保持安静。

（2）避免引起血压及颅压增高的诱因，如用力排便、咳嗽、喷嚏和情绪激动等以免发生动脉瘤再破裂。

（3）烦躁者镇静、镇痛，保持排便通畅可用缓泻药。心电监护防止心律失常，注意营养支持，防止并发症。避免使用损伤血小板功能药物，如阿司匹林。

（4）降低颅内压：应用 20% 甘露醇、呋塞米（速尿）和人血白蛋白等脱水降颅压治疗。颅内高压征象明显有脑疝形成趋势者可行颞下减压术和脑室引流。

（5）预防再出血：抗纤溶药可抑制纤溶酶形成，推迟血块溶解和防止再出血。常用氨基己酸（6－氨基己酸）、氨甲苯酸（止血芳酸）等药物。稳定血压，收缩压 >180mmHg 给予降压处理，不可将血压降得太低。

（6）防治脑血管痉挛：预防性应用钙通道拮抗药物尼莫地平。

（7）脑脊液置换疗法：腰穿缓慢放出血性脑脊液，每次 10～20ml，每周 2 次，可减少迟发性血管痉挛、脑积水发生率，降颅内压，改善脑脊液循环。

（8）手术治疗：动脉瘤颈夹闭术、动脉瘤切除术、血管内介入治疗采用超选择导管技术、可脱性球囊或铂金微弹簧圈栓塞术治疗动脉瘤。动静脉畸形可采用供血动脉结扎术、血管内介入栓塞或 γ 刀治疗等。

（五）护理

1. 护理评估

（1）健康史：女性多见，发病率随年龄增长而增加，并在60岁左右达到高峰。最多见于60～69岁，但年龄进一步增大，发病率反而下降。

（2）身心状况：患者突然起病，可有剧烈运动，情绪激动、咳嗽、用力等诱因，少数发病前有头痛、头晕、视物模糊或长期间歇性头痛病史。

2. 护理要点及措施

（1）颅内高压、头痛的护理：剧烈的头痛，频繁的呕吐是蛛网膜下腔出血最主要的临床症状，与出血刺激脑膜以及脑水肿有关。患者绝对卧床休息，一般为4～6周，头抬高15°～20°，有利于颅内静脉回流，并保持病室安静。遵医嘱给予降颅内压，如20%甘露醇快速静脉滴注，必要时给予镇静镇痛药。因患者输液时间长，静脉穿刺时有计划从四肢远端到近心端，并观察药物有无外渗。

（2）昏迷及意识障碍的护理：意识障碍的出现与蛛网膜下腔出血后的脑血管痉挛、脑水肿、脑代谢障碍等有关。对昏迷期患者加用床栏，防止坠床；对躁动不安者，可用镇静药，以免病情加重。

（3）密切观察生命体征：注意意识及瞳孔的变化，有否头痛加剧，如有异常及时汇报医生。一周内血压应保持在150～160/90～100mmHg（19～21/11～13.3kPa）左右为宜，不应过低，以防引起脑供血不足、低血容量而诱发脑梗死。

（4）防止压疮发生。

（5）保持排尿、排便通畅：昏迷患者出现反射性尿失禁时，使用接尿器或留置尿管，保持尿液通畅和外阴部清洁，每日用1∶5 000呋喃西林溶液行膀胱冲洗2次，每2周更换导尿管1次，避免尿路感染及排尿困难。便秘与限制卧位、活动减少有关。保持排便通畅，可给予缓泻药，以免因排便过度用力引起再次出血或脑疝形成。

（6）饮食护理：避免食用生、冷、硬食物，应食质软、易消化营养丰富的食物。对昏迷患者给予鼻饲流质食物，每4h鼻饲1次。

（7）并发症的预防：保持呼吸道通畅，及时清除呼吸道分泌物或呕吐物，叩背、咳痰，自上而下、由内向外。对昏迷患者及时吸痰及氧气吸入，不仅能预防肺部感染，还可改善或纠正脑缺氧，减轻脑水肿。

（8）心理护理：了解患者的心理活动，做好患者的思想工作，解除心理障碍，满足患者的各种生活需求。给患者讲与疾病相关知识。

3. 健康教育

（1）保持情绪稳定，避免不良刺激影响。

（2）4～6周严格卧床休息。6周后避免剧烈运动。

（3）保持排便通畅，预防便秘药物使用对防止再次出血发生的重要性。

（4）稳定血压，定时监测血压。

（5）讲解血管造影在判断动脉瘤及血管畸形中的作用及预防再次出血的重要性等。

（向桂芳）

## 第十一节 缺血性脑血管疾病

### 一、脑梗死

脑梗死系指各种原因引起的脑动脉管腔的狭窄或闭塞，在侧支循环不足以起到代偿供血的基础下，该动脉所供血的局部脑组织发生缺血性坏死。基底动脉闭塞引起脑干或丘脑梗死，颈内动脉或大脑中动脉闭塞可引起大面积脑梗死，均可导致意识障碍，脑梗死引起的意识障碍以脑栓塞最常见。

脑栓塞是指脑动脉被异常的栓子阻塞，使其远端脑组织发生缺血性坏死，出现相应的神经功能障碍。栓子以血栓栓子为主，占所有栓子的90%；其次有脂肪、空气、癌栓、医源物体等。脑栓塞发生率占急性脑血管病的20%。任何年龄均可发病，但平均发病年龄较轻，女性多于男性，因女性患风湿性心脏病较多的缘故。

（一）常见病因及发病机制

1. 常见病因

（1）心源性脑栓塞：栓子在心内膜和瓣膜产生，并脱落造成的脑栓塞。心源性脑栓塞占所有脑栓塞的60%～80%。常见于风湿性心脏病、心肌梗死、亚急性细菌性心内膜炎、非细菌性血栓性心内膜炎等。

（2）非心源性脑栓塞：是指心脏以外血管来源的栓子造成的脑栓塞。常见于动脉粥样硬化斑块性栓塞、脂肪栓塞、空气栓塞、癌栓塞、医源性栓塞等。

（3）不明原因性脑栓塞：有部分脑栓塞患者未发现栓子的来源。

2. 发病机制 栓子进入脑动脉后，随血流向远端移行至比栓子细小的动脉时，发生阻塞现象导致脑组织缺血、缺氧、坏死；栓子刺激动脉及周围小动脉造成痉挛，缺血进一步扩大。

（二）临床表现

（1）有原发病史，以风湿性心脏病、冠心病和动脉粥样硬化病史为多见，部分患者发生于心脏手术后、长骨骨折、大血管穿刺术后等。

（2）突然发病，常在数秒或数十秒内症状达高峰。

（3）患者在发病时有短暂意识障碍、头痛、头晕及抽搐；因80%的栓塞发生在颈内动脉系统，其临床表现为失语、眼球凝视麻痹、面瘫、肢体瘫痪、感觉障碍。

（4）椎－基底动脉系统发生者，表现为复视、口舌麻木、眩晕、共济失调、交叉性瘫痪、意识障碍等。

（5）较大动脉被栓塞致大块脑梗死，或多发栓塞者，发病后3～5天病情加重，甚至因高颅压引起脑疝致死。

（6）少量的空气栓塞，症状在短期内可完全消失；大量空气栓塞者病情严重，甚至在短期内死亡。

（三）辅助检查

1. 脑CT 可见低密度影，MRI病灶区呈长 $T_1$ 和长 $T_2$ 信号。

2. 腰椎穿刺检查 有助于了解颅内压、炎性栓塞及出血性梗死。

3. 心电图 可有心律失常、心肌损害，胸部 X 线片可见心脏扩大。

## （四）治疗原则

调整血压、改善侧支循环、减轻脑水肿和治疗原发病。

（1）溶栓治疗：适用于超早期患者及进展性卒中。应在发病3~12h 给药。

（2）抗凝治疗：主要适用于进展型脑梗死、心源性脑梗死等，常用药物有肝素、低分子肝素、华法林等。

（3）抗血小板聚集治疗：主要应于预防脑梗死复发和治疗轻度脑血管狭窄 <70%，常用药物有阿司匹林等药物。

（4）改善脑代谢和脑功能。

（5）改善微循环。

（6）预防和治疗脑水肿。

（7）急性期卧床休息，调整血压，血压调整在稍高于平时血压。

## （五）护理

1. 评估

（1）健康史：①病因：心源性、非心源性和不明原因性栓子来源。②流行病学调查患病率为13/10 万，年发病率6/10 万，2/3 的复发发生在第 1 次发病后一年内。脑栓塞发生率占急性脑血管病的20%，占全身动脉栓塞的50%。任何年龄均可发病，但平均发病年龄较轻。女性多于男性，因女性患风湿性心脏病较多的缘故。

（2）身心状况：①生命体征：有无异常，特别是基底动脉栓塞、大脑中动脉或颈内动脉栓塞者可使整个大脑半球缺血，病情严重。②意识、瞳孔与精神状态。③头颈部检查。④四肢躯干检查。⑤理解力、定向力、判断力、记忆力、计算力，肌力、肌张力，各种反射等。

2. 护理要点及措施

（1）针对有脑疝发生危险，应做好：①严密观察生命体征、意识及瞳孔的变化，必要时给予监护；②建立安全的静脉通路，必要时可置中心静脉导管；③持续低流量吸氧；④及时发现脑疝前驱症状：有无头痛、呕吐、血压升高、脉搏加快、呼吸不规则、意识障碍加重、一侧瞳孔散大等，发现异常及时通知医师；⑤备好抢救器材与药品，主要是脱水药物及气管插管等物品。

（2）躯体移动功能障碍的护理：①早期康复训练：24~48h 后患者生命体征平稳，意识清楚，即可行早期康复训练。②满足患者的生活需要，急性期及意识障碍的患者执行一级护理常规，保证安全。见意识障碍护理常规。③做好皮肤的护理，床头交接班。落实晨晚间护理。

（3）营养失衡的护理：脑梗死患者在进食前必须筛查吞咽困难，对脑梗死患者因吞咽障碍或意识不清不能进食者，应静脉补充营养或鼻胃管供给食物和药物。

评定指标：体重指数（BMI）= 体重 kg/身高$^2$（m$^2$），<14，存活的可能性很小。

血浆白蛋白又称血清白蛋白，不作为反应营养状况改善的灵敏指标。氮平衡前白蛋白对了解营养不良较血清白蛋白更为敏感.

合理供给营养：重症患者非蛋白质热量每日 20~30kcal/kg，糖类每日 2.5~3g/kg。脂肪每日 1~1.5g/kg。

（4）语言沟通障碍的护理：①评估失语的类型；②实施语言康复训练。

（5）促醒的护理：积极促进脑复苏，保持正常的脑灌注；亚低温治疗，降低脑代谢，减少耗氧；减轻脑水肿；纠正酸中毒；应用地西泮、苯巴比妥钠等药物制动和镇静；高压氧治疗；脑保护药及促醒药物应用，神经节苷脂、醒脑静、纳洛酮等。

（6）并发症护理

①呼吸道管理：为防止低氧血症，脑梗死的急性期必须维持足够的脑组织供氧。脉搏血氧饱和度能提供患者有无缺氧信息，急性脑梗死患者应监测脉搏血氧饱和度，并保证饱和度 ≥95%。对重症脑卒中及肺功能差的患者应进行血气分析，轻至中度低氧血症者用鼻导管供氧可改善低氧状态，但严重低氧血症、高碳酸血症及有较大误吸危险的昏迷患者应及早行气管插管或切开，必要时应机械通气。防止误吸和窒息患者头偏向一侧，定时翻身叩背，及时清理口腔分泌物和痰液。

②泌尿系感染的预防：应避免导尿，除非有前列腺疾病、尿路局部病变或外伤。

③上消化道出血的预防：急性脑血管病并发上消化道出血在临床上较常见，是一种严重的并发症，也是导致死亡的主要原因。表现为呕血及柏油样便，70% 发生在发病后 7 天以内，是由于急性脑血管病引起胃、十二指肠黏膜出血性糜烂、点状出血和急性溃疡所致。

④深静脉血栓的预防与护理：深静脉血栓（DVT）常发生在下肢深静脉中，常见于左侧。发生的主要原因：解剖结构、卧床、静脉壁由于穿刺、感染、化学药物的刺激等，表现为受累上、下肢的肿胀，不伴疼痛和皮肤颜色改变，肿胀由远端向近端。出现一侧肢体肿胀明确为深静脉血栓形成的患者应将患肢抬高并减少活动，防止血栓脱落。溶栓治疗中应注意观察有无出血倾向。使用低分子肝素时应选择腹壁皮下、脐周 5cm 以外注射。观察肿胀肢体的变化。避免受压。

3. 健康教育

（1）积极治疗患者的基础病，如高血压、糖尿病、心脏病、TIA 等，个性化的服用降血压、降血糖和降血脂药物，有针对性地采取措施，尽量减少危险因素的损害。

（2）让患者知道心理因素对疾病转归和康复会起到很重要的作用。帮助患者减轻和克服消极悲观心理，保持良好的心情，以主动、积极、健康的心态与医护人员密切配合。

（3）合理饮食、适当运动有助于降低高血脂、高血压等危险因素的发生。如少吸烟饮酒，低盐、低脂、高纤维饮食等，增加植物蛋白、单纯不饱和脂肪酸的摄入，多食水果和蔬菜。

（4）指导患者在急性期卧床休息，取平卧位为好，以保证脑血流供给、减轻脑组织缺血状况。保持瘫痪肢体功能位置，帮助患者做患肢及关节的被动运动。

（5）治疗用药指导：①长时间服用阿司匹林抗凝血治疗，可致胃肠道反应或溃疡，应饭后服用。观察用药反应，若皮肤瘀斑、鼻出血、牙龈出血或胃出血，请及时告知医护人员，以便调整用药。②用降压药或降糖药时，应按医嘱定时、定量服用，不宜自行停药或减量，以免影响治疗效果。

（6）定期复查：复查血压、血脂、血糖情况，医师根据检查情况调整药物剂量。

## 二、短暂性脑缺血发作

短暂性脑缺血发作（transient ischemic attack，TIA）是由于脑动脉狭窄、闭塞或血流动力学异常而导致的短暂性、反复发作性脑局部组织的血液供应不足，使该动脉所支配的脑组织发生缺血性损伤，表现出相应的神经功能障碍。典型的临床表现症状可持续数分钟至数小时，可反复发作，但在24h内完全恢复，不遗留任何后遗症。但有部分可发展为完全性卒中。可分为颈内动脉系统及椎－基底动脉系统TIA。椎－基底动脉系统TIA可发生短暂的意识障碍。

### （一）病因与发病机制

TIA的病因及发病机制至今尚不安全清楚，目前认为有以下几种学说。

1. 微栓塞学说　发现微栓子的来源部位，即入颅动脉存在粥样硬化斑块及附壁血栓；脑动脉血流具有方向性造成反复出现同一部位TIA。

2. 脑动脉痉挛学说　脑动脉硬化、管腔狭窄，血流经过时产生的漩涡刺激动脉壁使动脉痉挛，造成短时的缺血。

3. 颈椎学说　椎动脉硬化及横突孔周围骨质增生直接压迫椎动脉，突然过度活动颈部使椎动脉扭曲和受压出现椎基底动脉系统的TIA；增生的骨质直接刺激颈交感干造成椎基底动脉痉挛。

4. 脑血流动力学障碍学说　在脑动脉粥样硬化、管腔狭窄的基础上，血压突然下降，脑分水岭区的灌注压下降，出现相应的脑缺血表现。

5. 心脏病变学说　心脏产生的栓子不断进入脑动脉导致阻塞或心功能减退导致脑动脉的供血不足。引起TIA最常见的心脏病有心瓣膜病、心律失常、心肌梗死等。

6. 血液成分异常学说　红细胞增多症、血小板增多症、骨髓增生性疾病、白血病、避孕药、雌激素、产后、手术后等。

7. 脑动脉壁异常学说　动脉粥样硬化病变、系统性红斑狼疮、脑动脉纤维肌肉发育不良、烟雾病及动脉炎等。

### （二）临床表现

本病多发于中、老年人，大多伴有高血压、高血脂、心脏病、糖尿病病史。典型特点：发病突然；症状和体征数秒钟达高峰，可持续数分钟至数小时；而且24h内完全恢复；可反复发作，每次发作症状和体征符合脑神经功能定位。

1. 椎基底动脉系统TIA临床表现　①复视；②偏盲；③眩晕呕吐；④眼球震颤；⑤声音嘶哑、饮水呛咳、吞咽困难；⑥共济失调，猝倒发作；⑦单侧或双侧口周及舌部麻木，交叉性面部及肢体感觉障碍，单侧或双侧肢体无力及病理反射阳性；⑧一过性遗忘症。

2. 颈内动脉系统的TIA临床表现　①大脑中动脉TIA最多见，表现为以上肢和面舌瘫为主的对侧肢体无力，病理反射阳性，可有对侧肢体的感觉障碍、对侧偏盲、记忆理解障碍、情感障碍、失用等。在左侧半球者可有失语、失读、失算、失写等。②大脑前动脉TIA表现为精神障碍、人格障碍、情感障碍等。③颈内动脉主干发生TIA表现除以上症状和体征外，同时还伴同侧眼球失明及对侧上下肢体无力等症状。

（三）辅助检查

1. 血生化　高血脂、高血糖。

2. 脑 CT、MRI　检查一般无明显异常，发作期间可发现片状缺血性改变。

3. DSA 或 MRA　可有脑动脉粥样硬化斑块、溃疡及狭窄。

4. 颈动脉超声　可见颈动脉狭窄或动脉粥样斑块。

5. 心电图　冠状动脉供血不足。

（四）治疗原则

（1）进行系统的病因学检查，制订治疗策略。

（2）抗血小板聚集治疗：肠溶阿司匹林、氯吡格雷、缓释双嘧达莫与阿司匹林复合制剂。

（3）抗凝血治疗：短期内频繁发作，1 天发作 3 次以上或 1 周发作 5 次，或有进展性卒中的可能尤其是椎基底动脉系统 TIA。药物有肝素钠、双香豆素类药物、低分子肝素等。

（4）他汀类药物：用于动脉粥样硬化引起的短暂性脑缺血发作。

（5）扩容药物：用于低灌注引起的短暂性脑缺血发作。

（6）病因、危险因素、并发症的治疗：针对引起 TIA 的病因如动脉粥样硬化、高脂血症、高血糖、高血压、颈椎病进行相应的治疗。

（7）外科手术治疗：当发现颈动脉粥样硬化狭窄在 70% 以上时，在患者和家属同意下，可考虑行颈动脉内膜剥离术或颈动脉支架置入术。

（8）预后：短暂性脑缺血发作可完全恢复正常，但频繁发作而不积极正规治疗可发生脑梗死。

（五）护理

1. 评估

（1）健康史：在短暂性脑缺血发作中，男性患病率高于女性，平均发病年龄 55 岁。在急性脑血管病中，短暂性脑缺血发作占 10%。

（2）身心状况：对频繁发作的 TIA 患者应密切观察发作的时间、次数、临床症状等。

2. 护理要点及措施

（1）检查患者感觉障碍侧的肢体活动及皮肤情况。

（2）防止烫伤、扭伤、压伤、撞伤等。

（3）对于患者视觉障碍、特别是偏盲者，病房环境应简洁整齐，物品放置规范，生活用品放在患者视觉范围内（训练时除外）。

（4）发作时应做好肢体功能位的护理。

（5）加强饮食护理，选择营养丰富、软食、团状或糊状食物，保证患者的营养摄入，防止误吸。

（6）根据患者 TIA 发作频次、时间等制订保护措施。发作频繁者限制活动，给予卧床。必要时给予陪护，并向陪护人员讲解预防摔伤的相关知识。

（7）发作时的护理：密切观察发作时的临床表现，有无意识障碍等症状，并立即给予吸氧；发作后检查患者有无摔伤，骨折，必要时行 X 线片、CT 等检查。

（8）并发症的护理：当出现饮水呛咳、吞咽困难时应给予相应护理。

（9）密切观察药物的作用与不良反应。

3. 健康教育

（1）积极治疗基础病如动脉粥样硬化、高脂血症、高血糖、高血压、颈椎病进行相应的治疗。有针对性地采取措施，尽量减少危险因素的损害。血压控制不可太低，以免影响脑组织供血供氧。

（2）做好出院指导，特别是预防再次发作的相关知识，最重要是向患者宣讲 TIA 发作时的各种临床表现，一旦有症状应立即就诊。

（3）药物指导，指导患者正确遵医嘱规律服药，不得擅自增减药物，并注意观察药物的不良反应。当发现皮肤有出血点、牙龈出血等，及时就诊。服用抗凝血药物及抗血小板聚集药物定期复查 PT/INR。

（4）饮食指导：合理饮食，低盐、低脂、高纤维饮食，增加植物蛋白、单纯不饱和脂肪酸的摄入，多食水果和蔬菜，戒除烟酒等不良嗜好。

（5）适当运动：活动中避免劳累，选择适宜运动方式，起坐，转身要慢，防止摔伤。

（6）定期复查：定期到医院复查，复查血压、血脂、血糖情况，根据检查情况医师调整药物剂量。

（肖　姗）

# 第七章

# 护理风险管理清单

## 第一节　危重患者病情观察确认清单

| 护理风险点：危重患者病情变化 | 完成情况 | |
|---|---|---|
| 1. 患者意识状态的评估 | □是 | □否 |
| 2. 测量生命体征 | □是 | □否 |
| 3. 瞳孔评估 | □是 | □否 |
| 4. 颅内压三主征的观察 | □是 | □否 |
| 5. 神经系统体征的观察 | □是 | □否 |
| 6. 是否合并其他脏器损伤或疾病 | □是 | □否 |
| 7. 尿量观察 | □是 | □否 |
| 8. 脑脊液漏 | □是 | □否 |

责任人：

防范措施　　1. 使用GCS评分标准评估患者意识障碍或昏迷程度。

2. 评估瞳孔大小及光反射情况，注意观察瞳孔变化提供的病情信息。

3. 测量生命体征，是否异常，查找原因，是否需要立即处理。

4. 是否有活动性出血及并发症，是否需要立即处理。

5. 查找患者疼痛原因，是否需要立即处理。

6. 评估机体肌力，应选择健康肢体，避免在偏瘫肢体进行。

7. 密切监测患者尿量情况，监测肾功能。

**（熊芸芸　洪绍绿）**

## 第二节　PICC输液通畅确认清单

| 护理风险点：PICC堵管 | 完成情况 | |
|---|---|---|
| 1. 是否检查输液通路 | □是 | □否 |
| 2. 患者肢体是否受压 | □是 | □否 |
| 3. 正压接头是否紧密 | □是 | □否 |
| 4. 是否有回血（国产） | □是 | □否 |

| 护理风险点：PICC 堵管 | 完成情况 | |
|---|---|---|
| 5. 是否用生理盐水冲管（不可暴力冲管） | □是 | □否 |
| 6. 是否申请 PICC 室会诊，讨论溶栓方法 | □是 | □否 |
| 7. 是否再次拍片定位 | □是 | □否 |

责任人：

预防措施　1. 操作后确定末端导管位置正确。

　　　　　2. 采用脉冲式正压封管是预防堵管的关键。

　　　　　3. 输注刺激性，粘附性的液体及血液制品后及时冲管。

　　　　　4. 输液间歇期用稀释肝素盐水每周冲管 1～2 次。

　　　　　5. 指导患者穿刺侧肢体避免提重物，拄拐杖等动作。

（熊芸芸　洪绍绿）

# 第三节　避免危重病人转运风险确认清单

| 护理风险点：危重病人转运风险 | 完成情况 | |
|---|---|---|
| 1. 是否开立医嘱 | □是 | □否 |
| 2. 是否通知接收科室 | □是 | □否 |
| 3. 是否签署转运知情同意书 | □是 | □否 |
| 4. 是否准备转运箱，氧气枕 | □是 | □否 |
| 5. 是否完成本科病历 | □是 | □否 |
| 6. 是否审核患者本科住院费用 | □是 | □否 |
| 7. 是否与接收科室医护床边交接患者病情 | □是 | □否 |

责任人：

预防措施　1. 转运前充分评估患者病情、转运的风险性与必要性。

　　　　　2. 医生与患者及家属进行沟通，告知转运的目的和转运风险，取得知情同意。

　　　　　3. 测量患者生命体征，根据病情给予相关处置；清除呼吸道分泌物，确保气道通畅；检查静脉通路和各种留置管道通畅、标识、长度，妥善固定防止管道扭曲滑脱。

　　　　　4. 根据病情确定转运路线及转运工具，合理安排转运医护人员，准备好氧气、急救仪器、药品及陪送陪检箱。

　　　　　5. 联系服务中心 6340 工作人员，确保运输工具就位，同时电话通知电梯及接收科室做好运送及接受前期准备，告知出发时间及预计到达时间。

　　　　　6. 转运中护士站在患者头部，密切监测患者心率、呼吸、血压、血氧饱和度等病情变化，病情突变时配合医生采取急救措施，并就近到邻近科室进一步抢救，并做好相关记录。7. 转运时使用床栏保护等安全防范措施，保持合适的转运体位；选择较平坦的转运路线，保持头部在前，上下坡时确保头高位，避免剧烈颠簸，注意保暖，保持各管路在位，同时注意听取患者主诉，做好心理护理。

　　　　　8. 到达目的科室后，转运医护人员和接收科室共同确认患者身份（腕带、病历或家属确认）。转运人员按转运交接规范进行床旁生命体征、病情、治疗、管路、皮肤、物品等交接，双方确认后填写转运交接单，做好护理记录。

（李力　陶丹）

# 第四节　护理操作规范及预防差错事故清单

| 护理风险点：护理操作的规范及差错事故 | 完成情况 | |
|---|---|---|
| 1. 是否知晓护理操作流程 | □是 | □否 |
| 2. 是否熟悉护理操作细则 | □是 | □否 |
| 3. 是否开立医嘱 | □是 | □否 |
| 4. 操作前是否二人核对医嘱内容 | □是 | □否 |
| 5. 是否评估患者 | □是 | □否 |
| 6. 是否向患者解释操作目的，取得患者配合 | □是 | □否 |
| 7. 用物是否已备齐 | □是 | □否 |
| 8. 操作前是否二人核对 | □是 | □否 |
| 9. 操作完成是否再次核对 | □是 | □否 |
| 10. 操作完成是否对患者及家属做健康宣教 | □是 | □否 |
| 11. 是否处理用物 | □是 | □否 |
| 12. 护理记录单是否记录 | □是 | □否 |

责任人：

预防措施　1. 对全体护理人员进行质量意识，护理缺陷安全教育，树立爱岗敬业精神，对工作具有强烈的事业心和责任感。

2. 树立"以人为本，满意服务"的服务理念，用真心，真情为患者服务。

3. 认真执行各项规章制度和操作规程，不断更新专业知识、熟练掌握高新仪器的使用，努力提高专业技术水平。

4. 进行各项护理操作均需履行告知程序，对新技术、新业务、自费项目、创伤性操作等需履行签字手续。

5. 进行各项护理操作时，要严格按操作规程，必须严格执行"三查七对"制度。

6. 进行无菌技术操作时，严格执行无菌技术操作规范。

7. 如出现护理不良事件，按规定及时上报科室领导及护理部，不得隐瞒，并保存好病历。

8. 护理用具、抢救仪器要定期检查，保证处于备用状态，护理人员要熟悉放置位置，熟练掌握各种仪器的使用方法。

9. 按有关规定使用一次性医疗物品，并定期检查，防止过期、包装破损、潮湿、污染等现象发生。

10. 按规定处理医用垃圾，防止再次污染及交叉感染，给患者带来伤害。

（李　力　陶　丹）

# 第五节　防烫伤护理清单

| 护理风险点：烫伤 | 完成情况 | |
|---|---|---|
| 1. 评估患者是否为烫伤高危人群：年龄，意识，自理能力，皮肤粘膜，有无感觉迟钝和障碍及用药情况 | □是 | □否 |
| 2. 是否告知患者及家属不可使用热水袋及热宝等取暖设施（必要时由医护人员指导） | □是 | □否 |

| 护理风险点：烫伤 | 完成情况 | |
|---|---|---|
| 3. 对高危患者沐浴时候是否有家属陪伴 | □是 | □否 |
| 4. 是否将可能烫伤的物品放置患者不能触及的地方 | □是 | □否 |
| 5. 对于预防措施家属是否配合及理解 | □是 | □否 |

责任人：

预防措施　　1. 加强对高危患者的评估和宣教工作，取得家属的配合如：昏迷，截瘫，麻醉清醒后 24 小时内有感觉障碍的患者，老年，儿童，危重患者，有感觉功能减退的患者。

2. 禁止擅自使用取暖设施，及时有效处理（如加棉絮）。

3. 对高危患者加强巡视。

4. 一旦发生烫伤，及时报告医生，协助医生采取进一步处理。

5. 按"护理不良事件报告流程"上报。

（赵　颖　李　超）

# 第六节　防跌倒、坠床护理清单

| 高危风险点：跌倒、坠床 | 完成情况 | |
|---|---|---|
| 1. 患者或家属在《住院患者预防跌倒告知书》签字，告知书一式两份，患者一份，病历存档一份。 | □是 | □否 |
| 2. 患者在入院、转科、手术、病情变化时是否动态评估。 | □是 | □否 |
| 3. 是否挂防跌倒、防坠床标识 | □是 | □否 |
| 4. 是否对高危人群做好护理健康宣教 | □是 | □否 |
| 5. 是否安全使用床栏（如意识不清，烦躁者） | □是 | □否 |
| 6. 病房及周围环境是否安全、无杂物、地面是否干燥，病房内光线是否充足 | □是 | □否 |

责任人：

预防措施　　1. 建立 MORSE 跌倒风险评估单，及时进行评估。

2. 评分大于 45 分患者挂"防跌倒"标识，指导使用呼叫铃。

3. 指导预防跌倒的方法及注意事项。

4. 加床栏，必要时使用约束带，教育患者勿自行下床。

5. 夜间将陪护床紧邻患者床栏放置。

6. 病室、卫生间灯光明亮及地板干燥。

7. 行人道通畅，没有障碍物，指导患者慢慢起床、下床、穿防滑鞋。

8. 睡床高低要适当，必要时协助擦浴等生活护理。

9. 一旦患者跌倒，及时报告医生，协助医生采取进一步处理。

10. 按"护理不良事件报告流程"上报。

（赵　颖　李　超）

# 第七节 防走失护理清单

| 护理风险点：走失 | 完成情况 | |
|---|---|---|
| 1. 患者是否是走失的高危人群：意识模糊、能自由活动、儿童患者、有心理疾病、老年痴呆等精神异常疾病（定向力障碍及认知功能减退） | □是 | □否 |
| 2. 入院时候是否做好健康宣教，高危人群是否签防走失告知书 | □是 | □否 |
| 3. 床边是否设立防走失警示牌 | □是 | □否 |
| 4. 是否有 24 小时陪护 | □是 | □否 |
| 5. 是否严格交接班 | □是 | □否 |
| 6. 是否佩戴腕带 | □是 | □否 |
| 7. 巡视病房时是否在病房 | □是 | □否 |
| 8. 是否穿防走失服 | □是 | □否 |

责任人：

预防措施　　1. 患者入院时，评估精神行为异常或可疑的住院患者，如：年龄，疾病，自我管理能力，精神状态，智能状态，药物使用情况，既往有无走失现象。

2. 及时识别，动态评估是否为走失高风险患者，并及时做好健康宣教。

3. 外出检查时候是否有陪伴

4. 将患者的活动范围列入交接班。如患者出入科室的时间，去向，陪护人员

5. 一旦发现患者走失，立即启动科室应急预案

（王丽恒　唐刘瑞）

# 第八节 确保去甲肾上腺素正确使用清单

| 护理风险点：外渗 | 完成情况 | |
|---|---|---|
| 1. 是否有禁忌症：高血压，动脉粥样硬化，无尿等。 | □是 | □否 |
| 2. 是否有使用适应症 | □是 | □否 |
| 3. 是否补足血容量 | □是 | □否 |
| 4. 是否使用中心静脉导管 | □是 | □否 |
| 5. 是否签署特殊药物外周静脉治疗风险告知书 | □是 | □否 |

责任人：

预防措施　　1. 评估药物外渗的风险因素。

2. 根据药物，选择合适的输注途径。

3. 评估患者的年龄，健康状况、输液史，和过敏情况。

4. 尽量避免下肢和瘫痪肢体留置导管。

5. 避免在同一条血管的相同部位反复穿刺。

6. 加强对穿刺部位的观察及护理。

7. 妥善。牢固固定导管。

| 护理风险点：外渗 | 完成情况 |
| --- | --- |
| 预防措施 | 8. 经常检查导管末端的位置，观察有无水肿、烫热，皮肤有无紧绷、硬化或冰冷迹象。<br>9. 若出现局部疼痛应警惕药液渗出，即使由回血液不能排除药液渗出的可能。<br>10. 询问患者导管插入的位置和静脉通路处有无疼痛、发热、刺痛、灼痛和不适。<br>11. 嘱患者避免过度活动由留置针的肢体，对躁动不安的患者必要时刻适当约束肢体。<br>穿刺部位上方衣物勿过紧，避免静脉内压力过高。 |

（王丽恒 唐刘瑞）

# 第九节 确保手术前健康教育执行到位确认清单

| 护理风险点：术前健康宣教不到位，术前准备不完善 | 完成情况 | |
| --- | --- | --- |
| 1. 是否开立手术医嘱 | □是 | □否 |
| 2. 是否建立健康宣教执行单 | □是 | □否 |
| 3. 是否评估患者健康教育接受程度 | □是 | □否 |
| 4. 是否告知患者术前禁食禁水及皮肤准备 | □是 | □否 |
| 5. 是否发放患服确认腕带的佩戴 | □是 | □否 |
| 6. 是否落实三短九洁及检查有无活动义齿和饰品 | □是 | □否 |
| 7. 是否需要进行术前适应性训练（如：有效咳嗽、张口呼吸等） | □是 | □否 |
| 8. 是否关注患者术前夜间睡眠情况 | □是 | □否 |
| 9. 是否评估患者生命体征、有无感冒、女病人是否来月经 | □是 | □否 |
| 10. 是否进行心理护理 | □是 | □否 |

责任人：

| 预防措施 | 1. 检查医生是否开立手术医嘱。<br>2. 建立健康教育执行单。<br>3. 进行床边宣教，并在健康教育执行单上签字。<br>4. 对患者实施针对性的健康教育，语言通俗易懂，避免过多使用医 学术语。<br>5. 术前一天发放患服，病告知患服使用方法。<br>6. 检查患者三短九洁情况，有活动义齿及佩戴饰品告知患者取下，必要时协助。<br>7. 对患者进行适应性训练。<br>8. 观察患者夜间睡眠情况，有无失眠情绪紧张，必要时告知医生行对症处理。<br>9. 观察患者术晨生命体征并记录，有无感冒，女病人有无来月经，及时向医生反馈患者身体情况。<br>10. 进行心理护理。 |
| --- | --- |

（钱 静 郭俊芳）

## 第十节　确保晚夜班病区安全确认清单

| 护理风险点：晚夜间病区安全隐患 | 完成情况 | |
| --- | --- | --- |
| 1. 及时关闭病区安全门 | □是 | □否 |
| 2. 病区盲区应有照明灯照明 | □是 | □否 |
| 3. 可疑人员进入病区应予以排查 | □是 | □否 |
| 4. 检查病区是否有患者或者家属违规使用电器 | □是 | □否 |
| 5. 检查患者是否在床位上休息 | □是 | □否 |
| 6. 各种消防设施处于备用状态 | □是 | □否 |

责任人：

预防措施　
1. 中班19：00准时关闭两侧安全门，21：00准时关闭护士站大门，巡视病房，清查所有来访探视人员。
2. 晚夜间走廊照明灯不能关闭，防止可疑人员进入，如发现可疑人员及时询问并上报。
3. 各种消防设施处于备用状态，消防通道保持畅通，不能堆放杂物。
4. 做好病人和陪护的管理和宣教，外出必须执行请假制度，并签署患者外出后果自负同意书。
5. 病区内严禁使用私人电器，注意用火用电安全。
6. 指导患者妥善保管贵重物品，做好防盗措施。

（钱　静　郭俊芳）

## 第十一节　确保仪器使用正常确认清单

| 护理风险点：突发仪器故障 | 完成情况 | |
| --- | --- | --- |
| 1. 是否评估患者病情。 | □是 | □否 |
| 2. 是否需要协助医师采取急救措施。 | □是 | □否 |
| 3. 是否给予患者及家属心理支持。 | □是 | □否 |
| 4. 是否非仪器故障，则待故障排除后继续使用。 | □是 | □否 |
| 5. 是否仪器故障，立即更换备用仪器。 | □是 | □否 |
| 6. 是否无备用仪器，立即请总值班联系调配临近科室仪器备用，或改用其他仪器代替。 | □是 | □否 |
| 7. 是否及时联系设备科维修仪器，并登记备案。 | □是 | □否 |

责任人：

预防措施　
1. 仪器的检查与保养实行专人检查负责制，所有仪器应分类定点放置，有编号、操作流程、保养制度、责任人。
2. 护理人员必须掌握常用仪器的工作原理，工作性能，熟知本病房、本班次仪器使用情况，按操作规程进行使用，按要求做好班班清点、记录。
3. 仪器设备保管员应每日检查，清点，保养各种仪器设备，保证设备完好。如发现故障，悬挂"待修"标识，及时送修。每年交由设备科、质检局对设备进行监测与维护，并标识。
4. 仪器应妥善放置，按不同仪器情况采取防护措施，随时处于备用状态。不得随意外借仪器，仪器附件各种型号均有备用。

| 护理风险点：突发仪器故障 | 完成情况 |
|---|---|
| 预防措施 | 5. 使用中若仪器出现报警故障，应立即检查报警原因，必要时更换仪器。已坏或有故障的仪器不得出现在仪器柜内，应立即与维修人员联系，及时送设备科维修。<br>6. 抢救仪器应执行"五定"制度，定数量品种、定点放置、定人保管、定期消毒灭菌、定时检查维修，每班交接，并设登记本。做好使用登记、交接班、检查、维修和保养记录，上交护理部统一备案、管理。 |

（姚邦燕 曾令丹）

# 第十二节 预防压疮发生清单

| 护理风险点：发生压疮 | 完成情况 | |
|---|---|---|
| 1. Braden 评分≤12 分 | □是 | □否 |
| 2. 床单位整洁、舒适、干燥 | □是 | □否 |
| 3. 皮肤清洁 | □是 | □否 |
| 4. 局部减压、定时翻身 | □是 | □否 |
| 5. 体位摆放正确 | □是 | □否 |
| 6. 避免摩擦、减少剪切力 | □是 | □否 |
| 7. 积极治疗原发病、加强营养 | □是 | □否 |
| 责任人： | | |
| 预防措施 | 1. 定时翻身，鼓励患者活动<br>2. 保持床单位衣物清洁干燥，污染后及时更换<br>3. 保持皮肤清洁干燥勤擦洗<br>4. 受压部位用减压器具保护<br>5. 进行预防压疮的健康宣教 | |

（姚邦燕 曾令丹）

# 第十三节 预防非计划拔管护理确认清单

| 护理风险点：非计划拔管 | 完成情况 | |
|---|---|---|
| 1. 有管道的病人是否建立管道滑脱评估单 | □是 | □否 |
| 2. 管道病人在科室新建、院外带入、病情变化、转科、重新置入时是否评估 | □是 | □否 |
| 3. 床头是否悬挂防脱管标识 | □是 | □否 |
| 4. 管道患者每周是否及时评估：中危每周评估一次，高危管道及高危风险每周评估两次 | □是 | □否 |
| 5. 是否做好管道护理健康宣教 | □是 | □否 |
| 6. 敷料是否清洁干燥，有无二次固定 | □是 | □否 |
| 7. 是否合理使用约束带，必要时使用镇静药 | □是 | □否 |

| 护理风险点：非计划拔管 | 完成情况 |
|---|---|

责任人：

预防措施　1. 有管道的患者建立管道滑脱评估单，根据管道的类型及风险，及时进行评估。

2. 各种管道妥善固定，固定带松紧适宜，均需给予二次固定。

3. 向患者及家属说明各种管道的目的和重要性，指导患者保护导管的方法，防止导管意外脱出，做好健康教育。

4. 医护人员应认真评估者是否存在导管滑脱危险因素，对高风险管道及高风险患者，及时制定防范计划与措施，并做好交接班。对意识不清、躁动患者，酌情给予化学性约束或物理性约束措施。

5. 指导患者翻身或进行治疗时，避免管道过渡牵拉。

6. 床头悬挂"防脱管"标识。

7. 及时评估：中危每周评估一次，高危管道及高危风险每周评估两次。

8. 及时巡视，并做好护理记录，严格交接班，检查管道位置、深度、固定方法及引流情况。

9. 当发生导管滑脱时，根据不同导管迅速采取相应应急措施，避免对患者造成损害或将损害降至最低。

10. 及时汇报医生，协助医生采取进一步处理。

11. 按"护理不良事件报告流程"上报。

（曹光娅　杨小玉）

# 第十四节　预防标本采集错误确认清单

| 护理风险点：标本错误 | 完成情况 | |
|---|---|---|
| 1. 是否开立医嘱 | □是 | □否 |
| 2. 是否两人核对医嘱、打印条码、按要求将标签贴于试管上 | □是 | □否 |
| 3. 是否两种方式以上核对患者信息并扫码 | □是 | □否 |
| 4. 采取标本后是否再次核对患者信息及标本 | □是 | □否 |
| 5. 是否健康教育 | □是 | □否 |
| 6. 是否按要求及时送检标本（PDA送检打包） | □是 | □否 |

责任人：

预防措施　1. 医嘱开立后需两人核对，试管条形码、试管，按要求将检验标签贴于试管上。

2. 采取标本前需进行两种以上核对患者信息并PDA扫码。

3. 严格执行三查七对制度。

4. 采取标本前，正确评估患者。

5. 同时采集多种标本时，根据要求依次采集标本。

6. 在采集血标本的过程中，尽可能缩短止血带的结扎时间，避免导致溶血的因素。

7. 需要抗凝的血标本，应将血液与抗凝剂混均匀。

8. 标本采集好后，均应尽快送检，避免过度震荡。

（曹光娅　杨小玉）

## 第十五节 预防护理文书书写错误清单

| 护理风险点：护理文书书写错误 | 完成情况 | |
|---|---|---|
| 1. 是否知晓护理文书包括哪些 | □是 | □否 |
| 2. 是否清楚文书评估单规范细则 | □是 | □否 |
| 3. 是否知晓护理文书在法律中的意义 | □是 | □否 |
| 4. 护理文书是否客观真实、及时准确 | □是 | □否 |
| 5. 护理文书是否漏项、漏记 | □是 | □否 |

责任人：

预防措施　　1. 加强责任心，强化护理人员的法律知识和自我保护意识。护士严格从法律的角度审视护理记录的严谨性和重要性，自觉认真地书写各种护理记录，真正理解护理记录的举证作用和维护惠双方合法权益的意义。

2. 加强护理人员专业知识的培训，定期组织学习。

3. 认真学习护理文书书写标准，加强对护理人员书写能力的培训，规范护理记录。

4. 加强护理记录书写质量的质控，质控员加强督查。护士每日自查护理记录，避免漏记、错记；质控员要定期检查文书书写情况，发现问题及时纠正，对存在的问题汇总分类，并加以反馈，进行检查并改正。

**（周钿珍　谢　茜）**

## 第十六节 预防交叉配血错误确认清单

| 护理风险点：交叉配血错误 | 完成情况 | |
|---|---|---|
| 1. 是否二人核对医嘱及交叉配血申请单 | □是 | □否 |
| 2. 是否打印输血标签 | □是 | □否 |
| 3. 是否一次采取一位患者的血标本 | □是 | □否 |
| 4. 抽血前是否用两种独立核对方式进行核对病人 | □是 | □否 |
| 5. 抽血回来是否认真填写交叉配血申请单，选择正确的方式送往血库。 | □是 | □否 |
| 6. 是否确认血库收到血标本 | □是 | □否 |

责任人：

预防措施　　1. 严格执行三查七对制度。

2. 如有两人同时抽血，必须每次只能采取一人标本。

3. 选择正确的方式送输血科后，应及时跟踪血标本是否到达。

**（周钿珍　谢　茜）**

## 第十七节 确保口服药服用正确确认清单

| 护理风险点：口服液漏服或错服，执行单未签字 | 完成情况 | |
|---|---|---|
| 1. 是否开立口服药医嘱 | □是 | □否 |
| 2. 是否建立口服药牌 | □是 | □否 |
| 3. 是否二人核对医嘱 | □是 | □否 |
| 4. 是否严格执行三查七对制度 | □是 | □否 |
| 5. 是否落实看服到口给药核对 | □是 | □否 |
| 6. 不能配合的病人是否协助其服用 | □是 | □否 |
| 7. 是否交待用药后的注意事项，口服药执行单签字 | □是 | □否 |

责任人：

预防措施　　1. 检查药品质量，剂量，名称是否符合医嘱（本病区未曾用过的药物取回说明书，了解注意事项）。

2. 三查七对。核对完毕在发药本上签字，对于长期服药的患者，向其及家属强调口服药的作用和注意事项，不能自行口服的（比如鼻饲患者），护士协助鼻饲给药。

3. 一定要看服到口，避免错服，漏服造成治疗的延误。

4. 对有疑问的药物应作出标记，核对医嘱及开立医生后再执行。

5. 如遇到病人不在，应进行电话联系，及班班交接。

6. 每天责任组检查口服药执行单签字执行情况，遇到临时修改医嘱的，应及时打印更换口服药执行单。

7. 询问病人口服药服用的种类、剂量和用法。

8. 注意观察服药后有无呕吐，若有视情况是否补服。

9. 注意观察药物不良反应。

（王曼丽　吕贞贞）

## 第十八节 预防尿路感染护理确认清单

| 护理风险点：尿路感染 | 完成情况 | |
|---|---|---|
| 1. 是否严格遵守无菌技术操作原则 | □是 | □否 |
| 2. 是否保持尿液引流系统的密闭性 | □是 | □否 |
| 3. 是否保持集尿带低于膀胱水平 | □是 | □否 |
| 4. 是否定期更换导尿管和集尿带 | □是 | □否 |
| 5. 是否每日评估导尿管能否拔管 | □是 | □否 |
| 6. 是否夹闭导尿管，定时开放. | □是 | □否 |
| 7. 是否无菌方法采集尿培养标本 | □是 | □否 |

责任人：

预防措施　　1. 应严格掌握留置导尿指征，每日评估留置导尿管的必要性，尽早拔除导尿管。

2. 操作时应严格遵守无菌技术操作规程。

3. 插管时间大于3天者，宜持续夹闭，定时开放。

4. 应保持尿液引流系统的密闭性，不常规进行膀胱冲洗。

| 护理风险点：尿路感染 | 完成情况 |
|---|---|
| 预防措施 5. 应做好导尿管的日常维护，防止滑脱，保持尿道口及会阴部的清洁。<br>6. 应保持集尿袋低于膀胱水平，防止反流。<br>7. 长期留置导尿管宜定期更换，普通导尿管 7－10 天更换，特殊类型导尿管按说明书更换。<br>8. 每周定期更换集尿袋。<br>9. 采集尿标本做微生物检测时应在导尿管侧面以无菌操作方法针刺抽取尿液。<br>10. 做好管道评估及健康指导，挂防脱管标示。每周进行管路评分。 | |

（王曼丽　吕贞贞）

# 第十九节　预防锐器伤确认清单

| 护理风险点：锐器伤 | 完成情况 | |
|---|---|---|
| 1. 是否用手分离使用过的针具和针管 | □是 | □否 |
| 2. 是否用手直接接触污染的锐器（针头、刀片） | □是 | □否 |
| 3. 是否弯曲被污染的针具 | □是 | □否 |
| 4. 是否重复使用医疗用品 | □是 | □否 |
| 5. 是否双手回套针帽 | □是 | □否 |
| 6. 手术中传递锐器是否使用传递容器 | □是 | □否 |
| 7. 进行侵袭性医疗操作时，是否携带锐器盒。 | □是 | □否 |

责任人：

预防措施　1. 在进行侵袭性医疗操作时，要保证充足的光线，要注意防止被针头、缝合针、刀片等锐器刺伤或划伤。

2. 手术中传递锐器要使用传递容器。

3. 禁止用手直接拿取被污染的破损玻璃物品，应使用刷子、垃圾铲和夹子等器械处理。

4. 处理污物时，严禁用手直接抓取污物，尤其是不能将手伸到垃圾容器中向下挤压废物，以免被锐器刺伤。

5. 禁止重复使用一次性医疗用品，禁止弯曲被污染的针具，禁止用手分离使用过的针具和针管，禁止双手回套针帽，禁止用手直接接触污染的针头、刀片等锐器。

6. 锐器用完后应直接放入锐器盒。

（王　盼　明俊静）

# 第二十节　预防使用药品过期确认清单

| 护理风险点：药品过期 | 完成情况 | |
|---|---|---|
| 1. 是否定期检查病区备用药 | □是 | □否 |
| 2. 是否定期检查病区抢救用药 | □是 | □否 |
| 3. 是否在使用药品时仔细核对限用日期 | □是 | □否 |

| 护理风险点：药品过期 | 完成情况 | |
|---|---|---|
| 4. 是否在使用药品时检查药物有无变色变质 | □是 | □否 |
| 5. 是否给近效期药品贴警示标识 | □是 | □否 |
| 6. 是否及时更换近效期药品 | □是 | □否 |

责任人：

预防措施　1. 每周一次由专人负责清点病区内普通备用药品、急救药品。凡是近效期药品一律贴警示标识，过期药品全部销毁。

2. 使用药品时，一定仔细核对药品有效期。

3. 使用药品时观察药物有无变色变质，若有上述情况发生禁止使用该药品。

4. 对于药品标签生产日期或批号模糊不清药品禁止使用。

（王 盼　明俊静）

# 第二十一节　预防输血错误确认清单

| 护理风险点：输血错误 | 完成情况 | |
|---|---|---|
| 1. 是否开立输血医嘱 | □是 | □否 |
| 2. 是否采取正确的方式取回血制品 | □是 | □否 |
| 3. 是否二人核对血制品、患者血型及基本信息 | □是 | □否 |
| 4. 是否严格执行三查十对制度 | □是 | □否 |
| 5. 是否在床旁再次二人核对 | □是 | □否 |
| 6. 是否做好输血的护理记录 | □是 | □否 |
| 7. 是否正确处理血袋 | □是 | □否 |

责任人：

预防措施　1. 患者病情有输血指征，如血红蛋白 <70G/L 等

2. 接到血库通知，测量病人生命体征，同时准备输血箱的温度（2－8 度）

3. 护士携带输血箱，输血登记表到血库取血，和输血科人员进行三查八对。

4. 提醒医生开立输血医嘱。

5. 输血前：两名护士一起进行三查十对，查看原始医嘱，原始血型，并在输血执行单上签字。（多带红细胞，血浆第二袋以取血箱取出时间）

6. 输血时：携带血型牌，输血执行单到病房，两人核对患者（两种以上方式，反核对），再次两人对血制品进行三查十对，核对无误后执行输血。（血制品取回后30分钟内必须输注）

7. 告知病人及家属其血型，注意事项。

8. 完善输血病历（输血前，输血中，输血后三次记录 分别要记录完整的生命体征）

9. 输血完毕，完善输血登记本，正确处理血袋。（尽快送往血库保存

（余小晓　张雪飞）

# 第二十二节 预防输液外渗确认清单

| 护理风险点：输液渗漏 | 完成情况 | |
| --- | --- | --- |
| 1. 是否根据患者输液时间选择合适输液用具 | □是 | □否 |
| 2. 是否注意药物酸碱性、活性、高渗性 | □是 | □否 |
| 3. 是否做到勤巡视勤观察 | □是 | □否 |
| 4. 是否正确判断有无外渗 | □是 | □否 |
| 5. 是否在输注前对患者及家属进行健康教育 | □是 | □否 |
| 6. 是否能正确处理药物外渗情况 | □是 | □否 |

责任人：

预防措施　1. 对于预期输液时间大于或等于4小时应选择留置针。

　　　　　2. 输注血管活性药、高渗药、化疗药等药物时，要向患者及家属说明注意事项，取得患方配合。在选择血管时，避开关节部位，化疗、抢救时使用静脉留置针或深静脉置管，防止药物外渗。

　　　　　3. 勤巡视勤观察，密切关注输注部位，认真听取患者主诉，不能单靠输液管内有无回血来判断。

　　　　　4. 观察注射部位有无肿胀，如发生外渗，按压可有凹陷或有张力无弹性。询问患者有无胀痛。

　　　　　5. 如发现药物外渗立即停药，根据情况予以硫酸镁湿敷，局部封闭等。

（余小晓　张雪飞）

# 第二十三节 预防误吸确认清单

| 护理风险点：误吸 | 完成情况 | |
| --- | --- | --- |
| 1. 有管道的病人是否建立管道滑脱评估单 | □是 | □否 |
| 2. 床头是否悬挂防脱管标识 | □是 | □否 |
| 3. 管道病人在鼻饲前确定是否在胃内。 | □是 | □否 |
| 4. 昏迷病人在鼻饲前是否床头抬高约30至40度。 | □是 | □否 |
| 5. 鼻饲前是否回抽胃内容物。 | □是 | □否 |
| 6. 输入营养液是否滴数过快。 | □是 | □否 |
| 7. 昏迷病人留置胃管是否进行口腔护理。 | □是 | □否 |

责任人：

预防措施　1. 留置胃管患者建立管道滑脱评估单，根据管道的类型及风险，及时进行评估。

　　　　　2. 留置胃管妥善固定，固定带松紧适宜，均需给予二次固定。

　　　　　3. 向患者及家属说明留置胃管目的和重要性，指导患者保护导管的方法，防止导管意外脱出，做好健康教育。

　　　　　4. 指导患者翻身或进行治疗时，避免管道过渡牵拉。

　　　　　5. 床头悬挂"防脱管"标识。

　　　　　6. 鼻饲前确定留置胃管在位胃内，有无胃潴留。

　　　　　7. 昏迷病人在鼻饲前床头抬高约30至40度。每次鼻饲量不超过200ml，鼻饲间隔2h，温度为38至40。

| 护理风险点：误吸 | 完成情况 |
|---|---|
| 预防措施 | 8. 肠内营养泵使用时注意泵度不超过 110ml/h。<br>9. 鼻饲后半小时内保持半卧位。<br>10. GCS 评分小于 9 分患者鼻饲前翻身并吸净呼吸道分泌物。<br>11. 当发生导管滑脱时，根据不同导管迅速采取相应应急措施，避免对患者造成损害或将损害降至最低。<br>12. 按"护理不良事件报告流程"上报。 |

（易鑫燕　李红艳）

# 第二十四节　预防深静脉血栓形成的清单

| 护理风险点：深静脉血栓形成 | 完成情况 | |
|---|---|---|
| 1. Autar 深静脉血栓评分≥15 分 | □是 | □否 |
| 2. 床尾挂"预防深静脉血栓"标识 | □是 | □否 |
| 3. 对患者进行预防深静脉血栓的宣教 | □是 | □否 |
| 4. 指导患者下肢活动方法 | □是 | □否 |

责任人：

| 预防措施 | 1. 保护下肢静脉，避免下肢静脉穿刺，注意保暖。<br>2. 多饮水，多吃蔬果，保持大便通畅，避免屏气用力。<br>3. 戒烟戒酒，控制血糖、血脂。<br>4. 鼓励进行深呼吸运动及咳嗽动作。<br>5. 规范使用止血带。<br>6. 鼓励患者勤翻身或下床活动。<br>7. 抬高患肢，禁止腘窝及下腿单独垫枕，加强观察。<br>8. 指导患者做踝泵运动。<br>9. 根据医嘱使用压力式弹力袜、足底静脉泵、间歇充气加压装置。<br>10. 加强观察患肢有无疼痛、肿胀情况，患肢皮温、色泽、感觉、周径等常规进行静脉血栓知识宣教。 |
|---|---|

（易鑫燕　李红艳）

# 第二十五节　预防治疗遗漏执行清单

| 护理风险点：治疗漏执行 | 完成情况 | |
|---|---|---|
| 1. 是否由双人核对医嘱及治疗本 | □是 | □否 |
| 2. 是否由双人核对治疗本及小时治疗单 | □是 | □否 |
| 3. 是否在执行前由双人核对 | □是 | □否 |
| 4. 是否在治疗结束时检查小时治疗单执行及签名情况 | □是 | □否 |
| 5. 是否检查 PDA 上有无遗漏未执行情况 | □是 | □否 |

| 护理风险点：治疗漏执行 | 完成情况 |
|---|---|

责任人：

预防措施　　1. 小时治疗单必须由双人与医嘱核对并签名。

　　　　　　2. 摆药后由双人核对确保无遗漏项。

　　　　　　3. 执行时与输液卡再次核对，并使用两种以上的方式确认患者身份，执行者签全名时间。

　　　　　　4. 执行结束后再次二人核对检查小时治疗单是否全部执行并签名。

　　　　　　5. 交接班前再次检查确保输液卡，小时治疗单以及 PDA 上所有治疗均已执行。

（李彬彬　余　倩）

# 第二十六节　幕下肿瘤（外伤）手术后后组颅神经损伤的高危风险清单

| 风险点 | 幕下肿瘤（外伤）手术后后组颅神经损伤 |
|---|---|
| 风险点危害 | 吞咽困难、窒息 |
| 风险点主要临床表现 | 吞咽困难。 |
| | 声音嘶哑。 |
| | 咳嗽无力。 |
| | 患侧面瘫，面肌感觉迟钝。 |
| | 垂肩、眼睑闭合不全。 |
| 风险人群 | 幕下肿瘤（外伤）手术后患者 |

## 结合风险点，特制定以下风险警示清单：

| 风险点：幕下肿瘤（外伤）手术后吞咽困难、窒息。 | 完成情况 |
|---|---|
| 1. 幕下肿瘤（外伤）手术后患者床头常规备吸痰器。 | □是□否 |
| 2. 全麻清醒后带气管插管回病房与手术室护士交接：GCS、生命体征、切口敷料、引流情况并记录于护理记录单、转运交接班本。所有管道进行 2 次固定。 | □是□否 |
| 3. 评估患者吞咽功能、呼吸状况、GCS 评分。 | □是□否 |
| 4. 吞咽功能障碍者采用侧卧位，保持气管插管或切开通畅，术后 24 小时 30 ~ 60 分钟观察生命体征、GCS 评分、吞咽功能一次；24 小时后若吞咽功能好转，2 小时观察生命体征、GCS 评分、吞咽功能一次，直至康复。 | □是□否 |
| 5. 吞咽功能障碍，痰多者半小时吸痰一次，痰液中等量 1 小时吸痰一次，痰少量者 2 小时吸痰一次。 | □是□否 |
| 6. 术后 4 ~ 6 小时引流量少于 30ml 或没有，立即报告医生。 | □是□否 |

责任人：

（苗　青　杨晓丽）

## 第二十七节　高颈段脊髓占位术后呼吸障碍及瘫痪高危风险清单

| | |
|---|---|
| 风险点 | 高颈段脊髓占位手术后出血 |
| 风险点危害 | 呼吸障碍、脊髓损伤、截瘫、窒息、植物状态、心跳骤停。 |
| 风险点主要临床表现 | 1. 2小时内引流血性液体≥100ml或24小时≥200ml。 |
| | 2. 术后4~6小时引流量≤20ml或无引流液。 |
| | 3. 切口敷料渗血明显，切口皮肤隆起或颈部增粗。 |
| | 4. 烦躁、呼吸困难、发绀、心率快，血压低等休克症状。四肢肌力较前明显下降。 |
| 风险人群 | 高颈段脊髓占位手术后患者 |

### 高结合风险点，特制定以下风险警示清单：

| 风险点：高颈段脊髓占位手术后呼吸障碍、脊髓损伤、截瘫、窒息、植物状态、心跳骤停。 | 完成情况 |
|---|---|
| 1. 术前对患者进行SCI功能评分，重点是四肢肌力、感觉、运动功能评估。 | □是□否 |
| 2. 手术后患者回病房与手术室护士交接：GCS、生命体征、肌力、切口敷料、引流情况等；再次对肌力及阳性体征评估，若呼吸障碍或高位截瘫保留气管插管（或切开），颈部遵医嘱用颈托保护。 | □是□否 |
| 3. 术后24小时内引流出血性液体2小时≥100ml或24小时≥200ml。引流量≤20ml或无引流液及时报告医生。 | □是□否 |
| 4. 术后6~12小时内每30~60分钟巡视患者，观察生命体征（呼吸及血氧饱和度）GCS、切口渗血、四肢肌力、感觉、运动功能的观察；术后12~24小时每2小时巡视患者，观察生命体征（呼吸及血氧饱和度）GCS、切口渗血、四肢肌力、感觉、运动功能等；直至医嘱停止。 | □是□否 |
| 5. 呼吸障碍者遵医嘱使用呼吸机；撤机前进行呼吸功能恢复的观察及呼吸肌锻炼康复治疗，直至呼吸障碍康复为止。 | □是□否 |

责任人：

（胡晚静　张红霞）

## 第二十八节　开颅手术（颅脑损伤）后出血高危风险清单

| | |
|---|---|
| 风险点 | 开颅手术或颅脑损伤后出血致脑疝 |
| 风险点危害 | 脑疝、呼吸及心跳停止、死亡。 |
| 风险点主要临床表现 | 1. 头痛，以胀痛和撕裂痛多见，随颅内压增高进行性加重。 |
| | 2. 呕吐，多呈喷射状。 |
| | 3. 意识障碍进行性加重。 |
| | 4. 生命体征变化，呼吸深大、脉搏缓慢、脉压差增大。 |
| | 5. 早期患侧的瞳孔略缩小，对光反应迟钝；中期患侧瞳孔逐渐散大，继而健侧瞳孔散大，对光反应减弱；晚期双侧瞳孔散大，对光反应消失。 |
| | 6. GCS评分下降。 |
| 风险人群 | 开颅术后或颅脑损伤患者 |

高结合风险点，特制定以下风险警示清单。

| 风险点：开颅手术（颅脑损伤）后出血致脑疝 | 完成情况 |
|---|---|
| 1. 开颅术后或颅脑损伤后新入院患者，每 1 ~ 2 小时观察意识、生命体征、GCS 评分、双侧瞳孔变化一次。 | □是□否 |
| 2. 开颅手术后患者回病房与手术室护士交接：GCS、生命体征、肌力、切口敷料、引流情况等。 | □是□否 |
| 3. 开颅手术后观察头部引流管颜色、量、性状，硬膜外及皮下引流量 2 小时内≥150ml 或 24 小时≥200ml、后颅凹及硬膜下引流 2 小时内≥10 ml 或 24 小时≥40ml，立即报告医生。 | □是□否 |
| 4. 使用脱水剂时密切观察尿量，每小时在 200ml 以内，如果异常，立即报告医生。 | □是□否 |
| 5. 开颅手术后或颅脑损伤新入院患者，遵医嘱使用止痛药，禁止使用阿片类止痛药（吗啡、杜冷丁），慎用中枢性止痛药（曲马多）。 | □是□否 |

责任人：

（胡晚静　张红霞）

# 第二十九节　神经外科手术后脑积水高危风险警示清单

| 风险点 | 神经外科手术后脑积水致患者死亡 |
|---|---|
| 风险点主要临床表现 | 1. 意识障碍加重。 |
| | 2. GCS 评分下降。 |
| | 3. 瞳孔扩大。 |
| | 4. 肌力下降。 |
| | 5. 呼吸心跳骤停。 |
| 风险人群 | 神经外科手术后患者 |

## 高风险防范警示清单：

| 风险点：神经外科手术后脑积水 | 完成情况 |
|---|---|
| 1. 术后床边备吸痰装置。 | □是□否 |
| 2. 患者回病房时与手术室护士交接：记录意识、瞳孔、生命体征、肌力、切口敷料、引流情况于护理记录单，手术患者转运交接单。 | □是□否 |
| 3. 患者回病房即刻通知值班医生查看患者。 | □是□否 |
| 4. 按等级护理要求巡视患者，遵医嘱观察意识、GCS 评分、瞳孔、肌力及生命体征变化并做好记录。 | □是□否 |
| 5. 术后密切观察切口敷料、引流液颜色、性质和量，有异常立即报告医生。 | □是□否 |
| 6. 发现患者意识障碍加重、GCS 评分下降、瞳孔变化，立即报告医生。 | □是□否 |

责任人：

（叶荷蓉　喻　航）

## 第三十节　下肢深静脉血栓致肺栓塞、死亡高风险防范清单

| 风险点 | 下肢深静脉血栓致肺栓塞、死亡 |
|---|---|
| 风险点主要临床表现 | 1. 患侧下肢肿胀、疼痛。 |
| | 2. 患者突发虚脱、面色苍白、出冷汗、呼吸困难、胸痛、咳嗽。 |
| | 3. 患者极度焦虑不安、恐惧、恶心、抽搐昏迷。 |
| | 4. 呼吸心跳骤停。 |
| 风险人群 | 深静脉血栓风险评估高风险患者 |

### 高风险防范警示清单：

| 风险点：下肢深静脉血栓致肺栓塞、死亡 | 完成情况 |
|---|---|
| 1. 做好深静脉血栓风险评估，评估为高风险患者通知医生。 | □是□否 |
| 2. 避免下肢静脉穿刺，注意保暖。 | □是□否 |
| 3. 指导患者保持大便通畅，避免屏气用力。 | □是□否 |
| 4. 告知患者戒烟戒酒，控制血糖血脂，鼓励患者深呼吸及有效咳嗽。 | □是□否 |
| 5. 鼓励卧床患者勤翻身，能下床的患者下床活动。 | □是□否 |
| 6. 遵医嘱指导卧床患者做踝泵运动、股四头肌舒缩运动、下肢屈伸运动 | □是□否 |
| 7. 下肢静脉彩超排除血栓后遵医嘱使用间歇充气加压装置。 | □是□否 |
| 8. 发现呼吸困难、胸痛等立即报告医生。呼吸心跳骤停立即行心肺复苏。 | □是□否 |
| 9. 一旦确诊血栓：告知患者患肢抬高、制动、禁忌按摩、禁忌热敷。做好护理记录。 | □是□否 |

责任人：

（叶荷蓉　喻航）

## 第三十一节　神经外科手术术后再出血高危风险警示清单

| 风险点 | 神经外科手术后再出血致患者死亡 |
|---|---|
| 风险点主要临床表现 | 1. 意识障碍加重。 |
| | 2. GCS评分下降。 |
| | 3. 瞳孔扩大。 |
| | 4. 肌力下降。 |
| | 5. 呼吸心跳骤停。 |
| 风险人群 | 神经外科手术后患者 |

### 高风险防范警示清单：

| 风险点：神经外科手术后再出血致患者死亡 | 完成情况 |
|---|---|
| 1. 术后床边备吸痰装置。 | □是□否 |
| 2. 患者回病房时与手术室护士交接：记录意识、瞳孔、生命体征、肌力、切口敷料、引流情况于护理记录单、患者转运交接单。所有管道进行二次固定。 | □是□否 |

续 表

| 风险点：神经外科手术后再出血致患者死亡 | 完成情况 |
|---|---|
| 3. 患者回病房即刻通知医生查看患者。 | □是□否 |
| 4. 按时巡视患者，遵医嘱观察意识、GCS 评分、瞳孔、肌力及生命体征的变化并做好记录。 | □是□否 |
| 5. 术后密切观察切口敷料、引流液颜色、性质和量，异常时立即报告医生。 | □是□否 |
| 6. 发现患者意识障碍加重、GCS 评分下降、瞳孔变化，立即报告医生查看。 | □是□否 |

责任人：

（雷 营 方小舒）

# 参考文献

[1] 周建新. 神经外科重症监测与治疗. 北京：人民卫生出版社，2013.

[2] 王爱平. 现代临床护理学. 北京：人民卫生出版社，2015.

[3] 司丽云，张忠霞，王作艳，等. 实用临床医学护理学. 北京：知识产权出版社，2013.

[4] 李红，李映兰. 临床护理实践手册. 北京：化学工业出版社，2010.

[5] 徐燕，周兰姝. 现代护理学. 第2版. 北京：人民军医出版社，2015.

[6] 佘金文，周理云. 急危重症护理学. 北京：科学出版社，2016.

[7] 郝春艳. 急危重症护理. 北京：科学出版社，2016.

[8] 田永明. ICU护理手册. 北京：科学出版社，2015.

[9] 沈梅芬. 神经系统疾病护理实践手册. 北京：清华大学出版社，2016.

[10] 温韬雪. 危重症临床护理指南. 北京：人民卫生出版社，2013.

[11] 张美齐，郭丰，洪玉才. 实用急危重症处理流程. 杭州：浙江大学出版社，2017.

[12] 柯开富，崔世维. 神经重症监护管理与实践. 北京：科学出版社，2016.

[13] 黄永锋. 神经内科危重症及监护监测. 南京：东南大学出版社，2014.

[14] 史淑杰. 神经系统疾病护理指南. 北京：人民卫生出版社，2013.

[15] 李淑迦，应兰. 临床护理常规. 北京：中国医药科技出版社，2013.

[16] 王爱平. 现代临床护理学. 北京：人民卫生出版社，2015.

[17] 屈红，秦爱玲，杜明娟. 专科护理常规. 北京：科学出版社，2016.